Dieses Buch wird Ihnen gewidmet von:

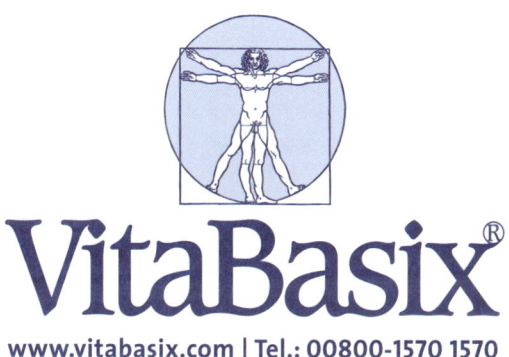

www.vitabasix.com | Tel.: 00800-1570 1570

Anti-Aging Hormone & Nahrungsergänzungsstoffe

Stop Aging. Start Living!

Jan-Dirk Fauteck
Imre Kusztrich

DAS PHYTAMIN PRINZIP

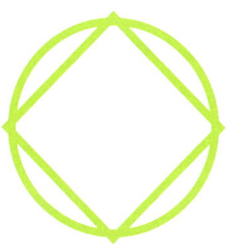

Besser länger leben
mit Phytostoffen und Hormonen

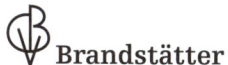
Brandstätter

INHALT

Die Welt
zu unseren
Füßen.

Was wir essen, macht uns in erster Linie satt: Aus Kohlenhydraten, Fetten und Eiweiß bezieht unser Körper seine Energie, so hat es die Evolution für uns vorgesehen. Doch das genügt noch nicht. Darüber hinaus sind wir Menschen, wie auch alle Pflanzen und Tiere, auf besondere Nährstoffe angewiesen, auf Vitamine und Mineralien, die eine Vielzahl von Funktionen orchestrieren. Von manchen Spurenelementen genügen schon 0,2 Milligramm pro Tag, von anderen brauchen wir 15 Milligramm oder mehr.

Aber auch diese Stoffe reichen nicht aus, um ein langes Leben in Gesundheit zu ermöglichen. Zusätzlich benötigen wir weitere Enzyme, Co-Enzym-Faktoren, Aminosäuren, Präbiotika und Probiotika für die Darmflora, Säurebestandteile von Fetten, Pro-Hormone zur Produktion von Botenstoffen, Antioxidantien zur Neutralisierung aggressiver Sauerstoff-Radikale und Elektrolyte zur Weiterleitung elektrischer Ströme.

Viele dieser Mikronährstoffe muss der Körper von außen beziehen. Andere kann er nur dann bilden, wenn ihm Bestandteile oder Vorstufen regelmäßig und in ausreichendem Umfang zur Verfügung stehen. Für die Versorgung müssen seine Organe in der Lage sein, sie möglichst vollständig aus der Nahrung aufzunehmen. Eine Fähigkeit, die mit dem Alter schwinden kann.

Spätestens jetzt senken wir unseren Blick zu Boden - auf die Welt
der Botanik. Pflanzen absorbieren aus der Erde geballte Mengen an
wirkungsvollen Substanzen, manche entwickeln sie auch in ihren
Zellen. Besondere Arten wurden im Lauf der Geschichte zu den
Superstars der Volksmedizinen aller Welt. Nach und nach kann
die Wissenschaft nun die Geheimnisse ihrer Wirkungen aufdecken
und erklären, wie sie uns gerade angesichts der Volksepidemien
Herz-Kreislauf-Leiden, Diabetes, Demenz, Osteoporose und Krebs
auf vielfältige Weise schützen.

Tausende solcher Substanzen waren einst in der Ur-Nahrung des
Menschen enthalten. Möglicherweise wurden sie als Medizin verwendet, seit die Menschheit existiert; Naturheiler in Nordamerika
zum Beispiel nutzten etwa 2.500 der ungefähr 20.000 dort heimi-
schen Pflanzen. Doch auch in unserer Zeit sind botanische Wirkstoffe von großer medizinischer Bedeutung: Wissenschaftler der
Universität Cambridge haben ermittelt, dass fast 7.000 Stoffe, die
in den amtlichen Arzneibüchern und Rezeptarien unserer Zeit auf-
gelistet sind, von Pflanzen stammen.

Für die interessantesten Lieferanten der neuen Hauptwirkstoffe
haben die Autoren dieses Buches den Begriff Phytamine gewählt.

1

DIE VERSTECKTEN TRICKS DER PFLANZEN.

Und wie wir Menschen sie nutzen

Das botanische
Arsenal wurde
für den multi-
funktionellen
Einsatz
entwickelt.

1

1.1
Konzepte des Überlebens:
Ein Blick ins Innerste der Pflanze

Was können botanische Substanzen im menschlichen Körper bewirken? Um das zu erfahren, studieren wir erst ihre Effekte in der Pflanze selbst. Und entdecken Erstaunliches.

Pflanzen hängen am Leben, genauso wie wir. Vor Gefahren können sie nicht flüchten, ihren Feinden sind sie daher stärker ausgeliefert als Menschen oder Tiere. Wie aber wehren sie Fressattacken ab? Wie widerstehen sie Hitze und Kälte? Wie schützen sie ihre Oberfläche vor Pilzen und Bakterien? Wie halten sie andere Gewächse auf Distanz, die mit ihnen um Boden und Licht kämpfen? Wie locken sie Insekten für ihre Vermehrung an? Und wie unterbinden sie Zellfunktionen außerhalb der vorgesehenen Zellregulation, also Krebs?

Die Evolution hat vorgesorgt

Eine grüne Apotheke aus rund 70.000 Phytochemikalien versetzt Pflanzen in die Lage, ihre Vorhaben umzusetzen und natürliche Risiken selbst abzuwenden. Nach einer Infektion durch Bakterien oder Pilze zum Beispiel werden im befallenen Gewebe gezielt Kampfstoffe produziert, um die Ausbreitung zu verhindern. Phytoalexine wird diese Verbindungsgruppe genannt, in Anlehnung an das griechische Wort für abwehren, „alekein". Ebenso interessant ist eine Wirkstoffgruppe zur Anpassung pflanzlicher Zellen an besonders belastende Umwelteinflüsse, die Adaptogene: Sie befähigen die Pflanze zum Widerstand - man kann sie mit jenen Hormonen vergleichen, die unsere Organe bei Tag und bei Nacht allen Erfordernissen anpassen, auch starkem Stress.

Pflanzen kämpfen mit Chemie

Je härter der Überlebenskampf der Pflanzen, umso intensiver und einfallsreicher müssen sie mit Risiken und Hemmnissen umgehen. Und umso mehr botanische Mittel entwickeln sie dafür, mit abwehrenden oder auch anpassenden Wirkungen. So enthalten etwa Weintrauben, die aus Regionen mit enormen Temperaturunterschieden zwischen Tag und Nacht stammen, besonders viele effektive Wirkmoleküle wie das Resveratrol, um dieser Herausforderung standzuhalten.

Überleben unter härtesten Bedingungen: Mit diesen Fähigkeiten beeindrucken beispielsweise Lepidium meyenii, die Heilpflanze Maca aus den peruanischen Anden; Panax ginseng, der Asiatische Ginseng; oder Eleutherococcus senticosus, die Taigawurzel.

Die Pflanze hat kein Gesicht, das Angst oder Schmerzen zeigt. Sie hat kein Gehirn und keine Nerven, die ihre Zellen untereinander verbinden - das macht die konzentrierte Abwehr von Bedrohungen besonders schwierig. Pflanzen besitzen keinen Verdauungsapparat und keine Drüsen, die Botenstoffe abgeben. Ihr scheinbares Manko gleicht jede Pflanze aber perfekt aus, indem sie genial konzipierte chemische Substanzen produziert. Und jede einzelne ihrer Zellen ist zur Erzeugung dieser Signalmoleküle fähig.

Pflanzliche Signalstoffe koordinieren die Entstehung von Wurzeln, Sprossen und Blättern, die Reifung von Samen und Früchten, und sie legen die Ruhezeiten der Pflanze fest. Weitere regulatorische Wirkungen werden von Alkoholen beigesteuert, die sich in den Pflanzen bilden, und von Säuren; auch Fette und Schwefelverbindungen erfüllen wichtige Aufgaben. Ergänzt wird die breite Palette an biochemischen Pflanzenmolekülen durch fettähnliche Substanzen, so genannte Lipide, unter denen die Klasse der Steroide herausragt. Aus all diesen bildet die Pflanze ihre Vitamine, Hormone, Säuren und Gifte. Indem diese Vitalstoffe innerhalb einer Pflanze erzeugt und von ihrem Entstehungsort zu einem bestimmten Wirkungsort transportiert werden, tauschen die Zellen Informationen aus - über Leitungsbahnen oder über den gasgefüllten Raum zwischen den Zellen.

Hormone bestimmen Leben und Tod

Hormone in der Pflanze formen die Gestalt, bestimmen das Geschlecht und die Befruchtungszeiträume, regeln die Produktion von Früchten. Auch die Lebenszeit und sogar der natürliche Tod der Pflanze werden hormonell festgelegt. Einzelne Pflanzenhormone regeln das Wachstum und die Entwicklung, stärkend wie hemmend, etwa Cytokine oder Auxine mit ihren bekanntesten Vertretern, den Indolen. Wichtige Wirkstoffklassen in den höher entwickelten Pflanzen sind auch die Polyphenole; diese Farbsubstanzen und Geschmacksstoffe schützen vor Fressfeinden und locken Insekten zur Bestäubung an. Eine große Gruppe von Blütenfarbstoffen nennt man Flavonoide, nach ihrer Entdeckung wurden sie zunächst als Vitamin P klassifiziert; bisher sind etwa 8.000 bekannt. Eine Untergruppe davon sind die intensiv rot, violett oder blau färbenden Anthocyane.

Duftstoffe warnen die Nachbarn

Mit duftenden Pheromonen informieren Pflanzen ihre Umgebung über Gefahr durch Fressfeinde, worauf ihre Nachbarn Tannine produzieren, um weniger gut zu schmecken. Phytoöstrogene heißen deshalb so, weil sie exakt auf Östrogenrezeptoren an der menschlichen Zelle passen und dort hormonell wirken, besonders die Isoflavone. Diese Phytoöstrogene senken die Fruchtbarkeit bei Tieren - eine Pflanze, die die Substanzen produziert, schützt sich zwar nicht selbst vor Fressfeinden, vermindert aber deren Population. Terpenoide wiederum geben Pflanzen ein besonderes Aroma; in der Pflanzenwelt reichlich vertreten sind auch Phytosterine als Bestandteile von Ölen und Fetten.

Alle diese Moleküle werden im Begriff „sekundäre Pflanzenstoffe" zusammengefasst. Sie steuern jeweils bestimmte Vorgänge in der Pflanze. Das unterscheidet sie von den pflanzlichen Grundstoffen, die vor allem Wachstum ermöglichen, zum Beispiel, indem sie Licht in Energie umwandeln und als Zucker speichern. Gut für uns: Die sekundären Pflanzenstoffe entfalten nicht nur in der Pflanze, sondern auch im menschlichen Körper erstaunliche Wirkung.

1.2
Geniale Nahrung:
Was wir essen, schützt und steuert uns

Die Nahrung der Urzeit trug alles in sich. Was für das Arbeiten der Organe und die Steuerung unserer Lebensfunktionen gebraucht wurde, steckte in denselben Früchten, Beeren, Samen, Blättern und Wurzeln, die den Hunger stillten.

Mit jedem Bissen sicherten sich unsere Vorfahren die Versorgung mit Energie und rüsteten sich gleichzeitig für alle Herausforderungen des Daseins. Kraft und Schutz, beides wurde aus der Nahrung bezogen. Denn neben den Stoffen mit Nährwert bilden andere Substanzen einen unverzichtbaren Bestandteil unserer Ernährung: pflanzliche Moleküle mit Signalfunktion für die Vorgänge im Körper.

Die Natur verschwendet nichts

Die Bedeutung der Pflanzenprävention für uns Menschen wird uns erst jetzt in vollem Umfang bewusst. Das Geniale daran: Die wichtigsten Vitaleffekte für unsere Organe und inneren Uhren hat die Evolution genau in jene Pflanzen verpackt, die unsere Vorfahren ohnedies verzehrten. Dadurch wurden nur jene Individuen mit Hormonen, Botenstoffen und weiteren Signalmolekülen versorgt, die sich regelmäßig ernährten. Und nur sie konnten sich fortpflanzen: Im Laufe einer Schwangerschaft benötigt ein weiblicher

Organismus immerhin etwa 180.000 Kalorien. So wurde eine Vergeudung wertvoller Phytostoffe vermieden.

Diese Phytostoffe funktionieren auf die gleiche Weise in den Zellen der Pflanzen wie in jenen der Tiere und in den geschätzten 70.000 bis 100.000 Milliarden menschlichen Zellen. Einmal entwickelt und perfektioniert, wurde das botanische Arsenal multifunktionell eingesetzt.

Hundert Mal wirkungsvoller als Vitamine

Einzelne Pflanzenarten sind echte Stars in den Volksmedizinen. Wir nennen sie Heilpflanzen, denn sie produzieren sekundäre Pflanzenstoffe von außergewöhnlicher Intensität. Ihre Wirkungen können jene der 13 klassischen Vitamine, die wir mit den Buchstaben A bis K bezeichnen, um mehr als das Hundertfache übertreffen.

Botenstoffe und Hormone scheinen von diesen Signalmolekülen die bedeutendsten zu sein. Ihre wichtigste Gruppe nennt man Phytohormone: Es sind in kleinsten Mengen wirksame Substanzen. Viele von ihnen arbeiten in einer Zweierbeziehung, vergleichbar unseren Muskelpaaren - die eine verstärkt einen Impuls, die andere schwächt ihn ab. Nicht die jeweilige Konzentration entscheidet dabei über die Wirkung, sondern das Mengenverhältnis dieser Pflanzenstoffe zueinander, in jeder einzelnen Pflanzenzelle ebenso wie in unserem Körper.

Dabei ist es kein Zufall, dass all diese Pflanzenbestandteile einst ein Teil der menschlichen Ur-Nahrung gewesen sind. Dank gezielter Forschung wissen wir seit Beginn des zwanzigsten Jahrhunderts:

Das organisatorische Regelwerk der Pflanze entspricht exakt dem Zusammenwirken unserer eigenen Hormone für Wachstum, Sexualität und Muskelaufbau. Auch im menschlichen Körper - und ebenso in jedem Tier - steuern solche Substanzen in kaum messbarer Dosierung die Arbeit der Organe. Die Moleküle, die wir für die umfangreiche Kommunikationsleistung unserer inneren Uhren brauchen, können wir bis auf wenige Ausnahmen nicht selbst erzeugen. Sogar Steroide, jene Stoffe, die uns am stärksten als Menschen prägen, bilden wir aus botanischen Bestandteilen.

1.3
Die Kraft aus der Erde:
Hier entsteht das Leben

Gesunde Erde ist Lebensraum für Milliarden Mikroorganismen, sie ist Ausgangspunkt unserer Nahrungskette, sie filtert unser Wasser und speichert sogar Wirkstoffe, die uns heilen.

Ein Blatt fällt zu Boden, Würmer und Termiten zerlegen es in seine Moleküle, die als Nährstoffe mit der Hilfe von Mikroben und Pilzen in den pflanzlichen Kreislauf zurückkehren. Dass ein Gewächs mit seinem Untergrund verwurzelt ist und deshalb vor Gefahren nicht fliehen kann, liegt in seiner Natur, ist jedoch insgesamt kein Nachteil: Auf diese Weise profitiert jede Pflanze von der Artenvielfalt im Erdreich und von den dort immer wieder neu entstehenden Wirkstoffen.

SO BRINGT DER BURGENLÄNDISCHE „PARADEISERKAISER" ERICH STEKOVICS ALTE TOMATENSORTEN ZU HÖCHSTLEISTUNGEN: SOBALD ER DIE TOMATENPFLANZE NICHT WÄSSERT, TREIBT SIE IHRE WURZELN ZWEI METER UND TIEFER IN DEN BODEN. DAS AUSGEWACHSENE WURZELWERK KANN BIS ZU 22 KILOGRAMM WIEGEN. SENSATIONELL: FAST 500 CHEMISCHE SUBSTANZEN NIMMT DIE PFLANZE DAMIT AUS DER ERDE AUF, DARUNTER DAS „GLÜCKSHORMON" SEROTONIN.[1]

Jeder dritte bekannte lebende Organismus hat seine Existenz unter unseren Füßen: Bakterien, Parasiten, Termiten, Milben. Es ist schwer vorstellbar, aber Wissenschaftler meinen, dass ein einziger Teelöffel voll Erde Milliarden Kleinstlebewesen tausender unterschiedlicher Arten enthalten kann. Wie sie alle miteinander agieren und voneinander abhängen, wird für uns noch lange ein Mysterium bleiben. Es scheint wie eine hochintelligent geplante Fabrik zur Herstellung wertvollster Substanzen, in der alle ihre Aufgaben haben - Mikroorganismen ebenso wie Würmer, Maulwürfe und Erdhörnchen.

Die Artenvielfalt der Erde, Biodiversität genannt, wurde in den Abermillionen Jahren ihrer Existenz mehrmals von der Auslöschung bedroht. Der allergrößte Teil konnte sich jedoch bis heute erhalten. Am ausgeprägtesten ist die Biodiversität in niedrigen Höhenlagen und in den warmen Gewässern des Westpazifiks.

Abfall wird zu Humus

Das Ökosystem wandelt organischen Abfall in Erde um. Dieses Produkt filtert das Wasser, das wir trinken, es hält Krankheitskeime zurück und nimmt Staub aus der Luft auf. Bereits 2005 ging man davon aus, dass fünf Prozent der globalen Erdmasse durch

Landwirtschaft und Urbanisation weitgehend biologisch zerstört sind. Agrikultur setzt das Erdreich der Trockenheit aus, entzieht ihm wertvolle Substanzen und fügt ihm Pestizide, Pflanzenschutzmittel und andere Chemikalien bei. Belastungen wie saurer Regen in den siebziger Jahren wirken jahrzehntelang nach.

Erde ist die Basis der „grünen Apotheke". Durch die Lebensform der Pflanzen sind beide Welten, über Grund und unter Grund, miteinander verbunden.

Einzelne Arten mit wichtigen Funktionen für unsere Gesundheit sind möglicherweise schon lange ausgelöscht. Dabei ist für den Menschen kaum etwas so existenziell wichtig wie das Erdreich: Hier beginnt die Nahrungskette. In ungestörter Natur gedeihen die Pflanzen, deren Früchte, Blätter und Samen von Tieren gefressen werden, die ihrerseits Nahrung für Raubtiere darstellen.

Gesunde Erde erspart den Menschen jene Infektionen, die entstehen, wenn ausgetrocknete Erde Pilzsporen freigibt und wir sie mit der Luft einatmen. Cholera, eine spezielle Gehirnentzündung und andere Leiden stammen von Erregern, die einen Teil ihres Lebenszyklus im Erdreich verbringen und nur im Idealfall dort wieder vernichtet werden.

Heilung unter unseren Füßen

Gesunde Erde speichert sogar Wirkstoffe, die uns heilen können. Pilze und Bakterien erzeugen Stoffwechselprodukte, die schon in geringer Konzentration das Wachstum von anderen Mikroorganismen hemmen oder abtöten. Damit halten sich diese Kleinstlebewesen wechselseitig unter Kontrolle. Solche anti-mikrobiellen

Moleküle sind die Grundlage der meisten Antibiotika, die wir heute verwenden - Penicillin beispielsweise stammt von einem Schimmelpilz. Laufend forscht die Wissenschaft auch im Erdreich nach neuen Wirkstoffen, mit denen sie der Gesundheitsgefährdung durch Bakterien begegnen könnte.

Zwar erzwingt verseuchte, belastete Erde die Produktion von Schutzstoffen in den Pflanzen - so wie es Sonnenglut, Nachtfrost oder Krankheitserreger überirdisch tun. Andererseits gilt: Je gesünder die Erde, umso mehr Phytochemikalien kann die Pflanze aufnehmen, speichern und an den, der sie isst, weitergeben.

1.4
Uraltes Wissen:
Wann die Pflanzenheilkunde begann

Wenn es um die Geheimnisse der Natur geht, sind Pflanzen unsere besten Lehrer. Ohne das Wissen, das wir aus ihnen gewonnen haben, wäre unsere Geschichte des Heilens anders verlaufen.

Den wertvollsten Substanzen des Lebens geben wir heute aus dem Altgriechischen und Lateinischen abgeleitete Namen. Sie klingen, als seien sie nur für uns erdacht worden: Vitamine, Enzyme, Hormone, Aminosäuren, Flavonoide. Dabei sind es die genau gleichen Wirkstoffe, auf die jede Pflanze und jedes Tier angewiesen ist.

Mehr und mehr botanischen Molekülen können wir erstaunliche Fähigkeiten in ihrer ursprünglichen Welt zuordnen. Phytoalexine bilden den harten Kern der grünen Apotheke gegen Bakterien und Pilzbefall. Alkaloide attackieren das Nervensystem von Pflanzenfressern. Toxine wehren Aggressoren ab. Allelochemikalien verdrängen unerwünschte Gewächse aus der Nachbarschaft. Pheromone - also Düfte - und Farbstoffe locken zur Bestäubung. Pigmente speichern die Energie aus dem Sonnenlicht und schützen gleichzeitig vor übermäßiger Strahlung.

Forschung entlang des Path Way

Eine besondere Gruppe von Phytostoffen konzentriert sich auf das Verhindern von Faktoren, die eine Krebs erzeugende Wirkung begünstigen. Jeder Prozess der Umwandlung einer gesunden Zelle in eine kranke zeigt eine Schritt-für-Schritt-Entwicklung, von Wissenschaftlern „Path Way" genannt. Daran sind viele Mechanismen beteiligt. Der Fokus der modernen Forschung liegt auf den einzelnen Schritten entlang der innerzellulären Signalwege; dort stört eine ganze Reihe von botanischen Chemikalien an unterschiedlichen Punkten die karzinogenen Aktivitäten. Der Nachweis dieser Mechanismen wurde durch die epidemiologische Beobachtung großer Bevölkerungsgruppen gewonnen und in Laborversuchen bestätigt.

Dass die Pflanze ihre eigene Chemotherapie entwickelt, ist keine Überraschung. Es entspricht den Prinzipien, die sie zum Meister der Prävention machen: Keinem Aggressor, keinem Widersacher wird die Durchsetzung seiner Absicht leicht gemacht. Dabei variieren die intelligenten Pflanzen die Produktion der jeweiligen Substanzen exakt entsprechend den aktuellen Bedingungen. Reichen normale Maßnahmen nicht aus, helfen sich manche Gewächse auch mal durch eine List. Zum Beispiel werden als Abwehr jener Kriechtiere, die sich über das saftige Grün hermachen wollen, genau deren natürliche Feinde angelockt und gegen sie aktiviert.

Magie, Religion, Medizin

Die Kunst der Heilkunde ist so alt wie die Menschheit. Von Beginn an suchte der Mensch nach Hilfen, um Schmerz, Krankheit und Tod abzuwehren. Eine Art Ur-Medizin enstand: Ihr lag die Vorstellung zugrunde, dass höhere Wesen für das Gute wie für das Böse verantwortlich sind. Das primitive Weltbild unterschied nicht zwischen Magie, Religion und Medizin; der Glaube an lebende Geister mit therapeutischen Fähigkeiten in den einzelnen Pflanzen war weitverbreitet. Das Vertrauen in geheimnisvolle Pflanzenkräfte könnte auch durch die Beobachtung von Tieren genährt worden sein: So suchen etwa herrenlose Hunde, wenn sie krank sind, die Selbstheilung durch bitter schmeckende Kräuter, die sie sonst nicht fressen würden. Wann aber sollen wir die Geburtsstunde der Phytotherapie ansetzen?

Warum spielte bei Begräbnisritualen viertausend Generationen vor uns die Beigabe von Pflanzen eine Rolle? Vermutet wird, dass für jedes wichtige Organ bestimmte pharmakologische Effekte gewählt wurden, die den Toten auf seiner Reise in eine andere Welt stärken sollten.

Der Einsatz von Phytostoffen als Medizin eilte der schriftlichen Überlieferung weit voraus. Im Grab eines vor mehr als 60.000

Jahren bestatteten Neandertalers identifizierten Paläontologen den Blütenstaub und die Pollen von acht verschiedenen Kräutern - sieben von ihnen werden heute noch in der Volksmedizin angewendet. Die bekanntesten sind der Echte Eibisch, ein Mittel gegen Erkältungen; die als Gewürz und Arzneipflanze eingesetzte Schafgarbe; das Alkaloid-haltige Greiskraut; die Kornblume, die eine Wunde am Fuß des Achilles geheilt haben soll; das aufputschende Ephedra, das als das älteste Medikament der Welt bezeichnet wird, da es in der chinesischen Medizin seit mehr als zwei Jahrtausenden Verwendung findet; und die Traubenhyazinthe.

1.5
Wissenschaftlich erfasst:
Pflanzenstoffe, die für uns wirken

Phytotherapie, Herbalismus oder Pflanzenmedizin: Das reiche Wissen der alten Völker lässt sich aus Überlieferungen erahnen. Die moderne Medizin entwickelte es in ihre Richtung weiter. Ein Viertel der Medikamente, die heute ärztlich verordnet werden, stammte ursprünglich aus Pflanzen.

In Pfahlbauten der Neusteinzeit fand man Hinweise auf mehr als zweihundert unterschiedliche Pflanzen. Über ihre gesamte Geschichte hinweg sammelten oder kultivierten die Menschen botanische Gewächse mit pharmazeutischen Effekten: den Schlafmohn, der in der Antike als Schlafmittel verwendet wurde; den Zwergholunder mit seinen Bitterstoffen; den Erdrauch, das Gallenmittel der Volksmedizin; das verdauungsfördernde Echte Eisenkraut; das Gewöhnliche Seifenkraut mit Potenzial bei Kopfschmerz und Augenleiden; den wurmtreibenden Bitterklee.

Der als Gletschermumie berühmte „Ötzi", der Mann vom Hauslabjoch, trug vor mehr als 5.300 Jahren zwei Exemplare des Birkenporlings bei sich. Die antibakteriellen und antibiotischen Wirkungen dieses Heilpilzes sollten vermutlich seinem wurmbefallenen Verdauungstrakt zugute kommen.

Im vierten bis dritten Jahrtausend vor der modernen Zeitrechnung entwickelten sich erste Formen der schriftlichen Überlieferung. Es begann mit Piktogrammen: Die Sumerer im südlichen Mesopotamien ritzten mit Schilfrohr keilförmige Zeichen in Tontafeln. So wurden zum Beispiel Anleitungen zum Stillen schwerer Blutungen mit botanischen Stoffen von Generation zu Generation weitergegeben. Im dritten Jahrtausend vor Christus teilte der chinesische Kaiser Shen Nung 365 Heilpflanzen in fünf Kategorien ein, von „besonders wirksam" bis „hochgiftig". Es folgten schriftliche Überlieferungen der Ägypter, und im ersten Jahrtausend vor Christi Geburt beschrieben indische Heiler in sechs Ayurveda-Werken detailliert die medizinische Bedeutung von mehr als dreihundert Pflanzenarten: die Summe aller Erfahrungen mit den Pflanzen ihrer Volksmedizin.

Dieses Wissen der alten Völker war so vielfältig wie die Namen, die später dafür gewählt wurden: Phytotherapie, Herbalismus (nach „herba", lateinisch für Pflanze), Pflanzenmedizin oder Pharmakognosie (in der Bedeutung von „pharmazeutische Biologie").

Die Vitamine werden entdeckt

Hippokrates beschrieb im vierten Jahrhundert vor Christus erstmals eine Krankheit, die durch den Mangel an Früchten und Gemüsen entsteht und vermutlich schon in prähistorischen Zeiten auftrat - der Skorbut. Später, im Zeitalter der Entdeckungsfahrten per Schiff, wurde er zum größten beschränkenden Faktor: Kein Seemann, kein Pirat konnte länger an Bord bleiben, als die Lagerfähigkeit von Obst und Gemüse andauerte. 1753 erkannte der Schiffsarzt James Lind, dass eine Substanz in Zitrusfrüchten die schweren Blutungen und den Energieverlust durch Skorbut verhindern konnte. So entstand die Idee von bestimmten Wachstumsfaktoren in der Nahrung. Aber die Admiralität opferte mehr als hunderttausend weitere Seeleute, während ein niederländischer und ein weiterer britischer Arzt in Versuchen mit Tieren - durch Verschlechterung und Verbesserung ihrer Ernährung - sich langsam der Wahrheit näherten.

In ähnlicher Weise wütete eine Krankheit in Asien. Sie wurde mit dem singalesischen Wort für Schwäche, „beri", bezeichnet: Beriberi. Experimente mit geschältem und mit naturbelassenem Reis enthüllten schließlich im Jahr 1905 eigenartige Ammoniakabkömmlinge, so genannte Amine, in der Schale. Wegen ihrer essenziellen Bedeutung kombinierte man diesen Namen mit dem lateinischen Wort „vita" für Leben, und nannte sie - Vitamine.

1913 isolierten Wissenschaftler der Yale University einen ersten solchen Wachstumsfaktor aus der Butter und kennzeichneten ihn mit dem Buchstaben A. Es folgten B-Vitamine aus der Beriberi-Forschung, dann die Isolierung der im Kampf gegen Skorbut bereits Jahrhunderte zuvor entdeckten Ascorbinsäure. Dieses Vitamin mit dem Zusatz C wurde 1934 als erstes durch Synthese künstlich hergestellt. Schließlich begriff man auch, dass einige Vitamine einander sehr ähneln - zum Beispiel jene der Gruppe B - und dass sie gemeinsam besser wirken.

Einzelne Substanzen herauslösen

Im Jahre 1804 konnte aus dem eingedickten Milchsaft des Schlafmohns eine basische Verbindung isoliert werden. Wegen ihrer betäubenden Wirkung wurde sie nach dem griechischen Gott der Träume, Morpheus, benannt: Morphin. Diese erste Droge der Medizingeschichte leitete zu der Auffassung über, dass nicht eine ganze Armee lebendiger Pflanzenkräfte bestimmte Rezeptoren in unserem Körper ansteuert, sondern dass es jeweils eine einzelne Substanz ist, die - wie als mechanische Reaktion - eine ganz spezielle Wirkung entfaltet.

Dieses Denkmodell gibt es noch heute. Für gewöhnlich verwenden Pharmahersteller nur einen einzigen isolierten Stoff. Begründet wird dies unter anderem mit der Vereinfachung einer Dosierung. Aber auch der Umstand, dass nur einzelne Komponenten patentiert werden können, nicht aber ein Extrakt, spielt eine Rolle.

Die ganze Matrix nützen

Ganzheitlich denkende Pflanzenmediziner vertrauen fast immer auf Mehrheitswirkungen einer Pflanze, auf die vollständige Pflanzenmatrix. Sie sind überzeugt, dass die verschiedenartigen Phytochemikalien einander beeinflussen, den heilenden Effekt verstärken und eine mögliche Giftigkeit verwässern. Für diese Denkweise stellt die Matrix einer Pflanze als Extrakt eine perfekte Balance der therapeutischen Bestandteile zur Verfügung - als Abwehr von Risiken und als Unterstützung der Selbstheilungskräfte.

Bei der Behandlung mit schulmedizinischen Arzneimitteln hingegen wird versucht, einen gegensätzlichen Zustand des Kranken herbeizuführen, daher die Bezeichnung „Allopathie" (von altgriechisch „allos" für anders). Die konventionelle Medizin ist unverzichtbar, vor allem im Umgang mit schweren Erkrankungen und Komplikationen. In der Regel reagiert sie jedoch auf etwas, das bereits eingetreten ist. In ihrem Arsenal findet sich wenig, was das Auftreten von Krankheiten verhindert oder den Körper in seiner Abwehr stärkt. Dabei setzt die wissenschaftlich begründete Schulmedizin bereits mehr als 500 botanische Inhaltsstoffe ein. Und etwa ein Viertel der ärztlich verordneten Medikamente war ursprünglich pflanzlicher Herkunft.

Pharmazeutika von der Wiese

Am bekanntesten ist das Aspirin, eine Monosubstanz aus dem Echten Mädesüß, dessen alter lateinischer Name „Spiraea ulmaria" mit dem Zusatzbuchstaben A für Acetylsalicylsäure zur Wortschöpfung führte. Eine chemisch verwandte Substanz, das Salicin, extrahierte bereits der berühmteste Arzt des Altertums, Hippokrates, aus der Weidenrinde, und senkte mit dem bitteren Pulver allzu hohes Fieber. Nicht weniger bedeutend sind auch das Antibiotikum Penicillin sowie bestimmte Cholesterinsenker bei Fettstoffwechselstörungen und Schmerzmittel. Oder zwei Anti-Krebs-Medikamente mit pflanzlichen Wirkstoffen: zum einen das aus Eiben - Taxus brevifolia und Taxus baccata - gewonnene Paclitaxel, zum anderen das Vincristin aus dem Madagascar-Immergrün, Catharanthus roseus.

1.6
Angekommen in der Gegenwart:
Die moderne Phytotherapie

Die meisten medizinischen Anwendungen botanischer Substanzen haben sich weit vor ihrer wissenschaftlichen Erklärung durchgesetzt. Viele Strategien sind mittlerweile anerkannt und in ihren Wirkungen bestätigt. Auch ein Grund für die wachsende Zustimmung, die der Pflanzenmedizin heute zuteil wird.

Die Phytotherapie ist auch bei einzelnen akuten Problemen hilfreich - doch ihre wahre Stärke bringt sie bei chronischen Erkrankungen ein, bei denen die konventionelle Medizin wenig zu bieten hat, und beim Schutz davor. Eine besondere Bedeutung beweist die Pflanzenmedizin überall da, wo einem Organ zusätzliche Unterstützung besonders nützt, etwa dem Gehirn in Zeiten größter Konzentration. Die Anwendung pflanzlicher Wirkstoffe kann dem Organismus helfen, sich selbst zu heilen. Aber letztlich ist es das große Ziel, das Krankwerden überhaupt zu verhindern.

Faszinierende Fakten werden enthüllt

Die meisten medizinischen Anwendungen botanischer Moleküle haben sich weit vor ihrer wissenschaftlichen Erklärung oder vor der Bestätigung durch Studien durchgesetzt. Viele Strategien sind mittlerweile anerkannt, weil ihre spezifischen Wirkungen nach

Zehntausenden von Überprüfungen durch Wissenschaftsteams geklärt sind und die Ergebnisse als jederzeit wiederholbar eingestuft werden. Eine besondere Rolle fällt hier der Epidemiologie zu, jener Wissenschaft, die sich auf die Erforschung und Beobachtung von Massenerkrankungen und Zivilisationskrankheiten konzentriert beziehungsweise auf ihre Verhinderung.

Die moderne Forschung enthüllt faszinierende Zusammenhänge. Zum Beispiel zwischen Phytohormonen und jenen Krebserkrankungen, bei denen Hormone eine auslösende Rolle spielen: So gilt es als gesichert, dass es auf den täglichen Konsum von dreißig bis fünfzig Milligramm Isoflavonen - besonderen Phytostoffen - der Sojapflanze zurückzuführen ist, wenn im Fernen Osten das Auftreten hormonell beeinflusster Krebserkrankungen der Brust und der Prostata deutlich geringer ist als in den westlichen Industriestaaten. Die Erklärung solcher Phänomene verdanken wir den neuesten Erkenntnissen der Molekularbiologie.

Die von Pflanzen und für Pflanzen produzierten Phytohormone sind im menschlichen Körper zu genialer Kommunikation fähig. Wir wissen von unseren eigenen Hormonen, dass ein Mangel oder eine Übermacht jedes einzelnen Botenstoffes Auswirkungen auf andere hat. Das lässt zum Beispiel eine ständige Überproduktion des Bauchspeicheldrüsenhormons Insulin so gefährlich werden - sie bringt das gesamte System aus der Balance. Beide Gruppen, unsere eigenen Signalmoleküle sowie jene der Pflanzen, besitzen die Fähigkeit sich miteinander zu verbinden. Sie können untereinander Informationen austauschen, einander nachahmen, verstärken oder abschwächen. Stets geschieht das über die identischen, auf Hormone reagierenden Anhaftpunkte der einzelnen Zellen, die Rezeptoren.

Pflanzliche Moleküle erkennen wie unsere eigenen Signalstoffe die hormonellen Bedürfnisse unseres Körpers, und während sie darauf reagieren, verbessern sie die Reaktionen unserer Zellen exakt in jene Richtung, die günstig ist. Diese Wiederherstellung eines hormonellen Gleichgewichts durch Phytohormone ist in der Frauenmedizin, besonders unter den Bedingungen der Menopause, bereits gut erforscht.

Die allgemeine Zustimmung wächst

Gerade die ausgezeichneten Erfahrungen im Umgang mit Wechseljahresbeschwerden in den letzten fünfzig Jahren haben viel zur wachsenden Zustimmung beigetragen, die der Pflanzenmedizin mittlerweile zuteil wird. Gegenüber der Schulmedizin birgt sie bedeutende Vorzüge, mit denen sie bei vielen Menschen punktet: So eröffnet sie die Chance, selbst Verantwortung für die eigene Gesundheit zu übernehmen. Darüber hinaus sind botanische Substanzen preiswert und leicht einzunehmen. Und sie sind, korrekt verarbeitet und pharmazeutisch rein, insgesamt sicher: Die amerikanische Gesundheitsbehörde American Food and Drug Administration (FDA) schuf mit Wirkung vom 6. März 1958 für unbedenkliche Substanzen, Zusätze oder pflanzliche Chemikalien die Anerkennung GRAS („generally recognised as safe", generell als sicher eingestuft). In Anlehnung an dieses System entscheidet bei uns die 2002 gegründete Europäische Behörde für Lebensmittelsicherheit EFSA über eine „Qualifizierte Annahme von Sicherheit" (Qualified Presumption of Safety, QPS) bei Mikronährstoffen in der Nahrung und im Tierfutter.

Begründete Behandlung von Therapeuten

Längst könnte die Phytotherapie für die Prävention eine bedeutendere Rolle spielen, als Ergänzung dessen, was die schulmedizinische Ärztin, der schulmedizinische Arzt verordnet. Phytotherapeuten werden nach den Richtlinien internationaler Organisationen wie The College of Practitioners of Phytotherapy oder European Herbal & Traditional Medicine Practitioners Association ausgebildet. Jedem Ratsuchenden wird eine begründete Behandlung empfohlen, die unter anderem Nahrungsempfehlungen, Nahrungsergänzungsmittel und möglicherweise die äußere Anwendung von Ölen umfasst.

Phytotherapeuten sind qualifiziert, ärztliche Verschreibungen zu berücksichtigen, um Interaktionen mit medizinischen Substanzen zu vermeiden. Sie werden niemals vorschlagen, wichtige Medikamente wie Blutdrucksenker oder Insulin abzusetzen, und sie werden keine botanischen Substanzen verwenden, die ihnen entgegenwirken.

Auch Pflanzen können nicht zaubern

Zu einer realistischen Einschätzung mahnt das Ergebnis einer Studie für die Universität Aarhus[2]. Die Auswertung der Antworten hunderter deutscher Teilnehmer ergab: Durch eine positive Lebenseinstellung könnten wir versucht sein, die erfreulichen Benefits der natürlichen Heilkräfte noch über den heutigen Stand der Wissenschaft hinausgehend zu bewerten. Das kann dazu verführen, mit Alkohol, Nikotin oder Kalorien sorgloser umzugehen - es bleibt ja immer noch die grüne Apotheke der Phytomedizin ...

Diese Haltung zu bestärken, ist nicht die Absicht dieses Buches. Die Fülle wissenschaftlich begründeter Gesundheitswirkungen von grünem Tee, Resveratrol, Soja & Co ist eindrucksvoll erwiesen - für Übertreibungen besteht kein Anlass.

2

GEFAHREN FÜR
UNSERE
GESUNDHEIT.

Und Bedarf an Gegenstrategien

Schutz vor Krankheit durch etwas, das einfach so blüht, wächst und gedeiht?

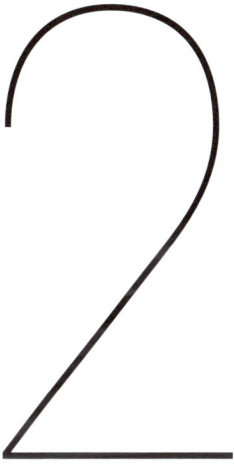

2.1
Zuständig für Entzündungen:
Zwei Fettsäuren namens Omega

Wenn die einen Phytostoffe eine Verletzungen orten, starten sie automatisch eine Entzündung. Ist die Gefahr gebannt, drücken die anderen als deren Gegenspieler auf Aus. Sofern genügend von ihnen vorhanden sind.

Wie wird eine Wunde vor Bakterien geschützt oder, bei Befall, von ihnen befreit? Für diese Bedrohung verfügt unser Organismus über die Fähigkeit, gezielt eine Entzündung zu starten. Dabei ist keine einzige Gehirnzelle, kein Millimeter Nervenbahn, keines unserer Sinnesorgane involviert. Diese Aufgabe erfüllen einzig und allein bestimmte Moleküle pflanzlicher Herkunft in unserem Blut. Sie pulsieren permanent als Aufpasser durch die Gefäße - vorausgesetzt, sie wurden in ausreichender Menge verzehrt. Diese Phytostoffe entdecken selbstständig jeden Schaden, meist eine Verletzung, und reagieren automatisch: Sie initiieren eine Entzündung und töten so krank machende Keime. Sobald die Gefahr gebannt ist, zeigt die Genialität des Systems eine zweite, ebenso wichtige Eigenschaft: Schwester-Moleküle der gleichen Gattung erkennen die vollbrachte Heilung. Sie finden den optimalen Zeitpunkt und stoppen die Entzündung.

Die moderne Wissenschaft bezeichnet diese beiden Molekülarten mit dem letzten Buchstaben des griechischen Alphabets, Omega, und den Zahlen Sechs und Drei. Wir nennen sie, ein wenig irreführend, Fettsäuren, weil sie ursprünglich als Bestandteile von Fett entdeckt wurden. Beide Säuregruppen - jene, die Entzündungen starten, und ihre Gegenspieler, die jede Entzündung stoppen können - waren in Urzeiten ausbalanciert in der Nahrung unserer Vorfahren enthalten.

Von den Algen über die Fische zu uns

Die verbreitetesten Lieferanten der anti-inflammatorischen Moleküle, der beiden wichtigsten unter den zahlreichen Omega-3-Fettsäuren, spielen in unserer Ernährung nur noch eine untergeordnete Rolle. Es sind fettreiche Fische wie der Wildlachs, der Atlantikhering, die Makrele, die Sardelle und die Sardine. Sie produzieren die Fettsäuren nicht etwa selbst, sondern beziehen sie aus Pflanzen, nämlich Algen. Auch die Butter aus der Milch von Kühen, die noch weiden dürfen, sowie Walnüsse, Soja, Raps und Leinsamen enthalten dieses farblose Öl in reichlicher Menge.

Viel mehr Starter als Stopper

Damit sind wir mitten in einem der Gesundheitsprobleme unserer Zeit. Die westliche Kost füllt unser Blut mit weit mehr Substanzen der Fettsäure Omega-6, die Entzündungen starten. Und sie versorgt uns kaum noch mit den einzigen Helfern, die diesen aggressiven Heilprozess rechtzeitig wieder stoppen können, enthalten in den Fettsäuren Omega-3. Wir haben heute bis zu zwanzig Mal so viel von der einen wie von der anderen Kategorie in unseren Adern.

Die Substanzen der Fettsäuregruppe Omega-6 sind ebenso wertvoll wie jene der Fettsäuregruppe Omega-3. Es ist nur die Überzahl der Ersteren, die sie Verheerendes im Körper anrichten lässt.

2.2
Angriff ohne Vorwarnung:
Silent Inflammations

Silent Inflammations, die stillen Entzündungen, sind lautlose Angreifer. Ihre Auftraggeber sind die Fettsäuren Omega-6. Als ihre Komplizen agieren die Hormone Insulin und Cortisol.

Sie sind verhängnisvoll anders als die gesunde Form mit zeitgerecht ausgelöster Heilwirkung: Stille Entzündungen entwickeln keine abgeschlossene Reaktion vom ersten Alarm bis zur Bildung neuer Zellen. Sie werden gestartet, aber nicht gestoppt.

Ungleichgewicht der Botenstoffe

Ein grobes Missverhältnis von Botenstoffen für und gegen Inflammation verursacht in unseren Zellen eine ununterbrochene Entzündung, niederschwellig und unterhalb der Schmerzgrenze. Diese Dauerentzündung greift viele Organe gleichzeitig an, auch die Strukturen der Gefäße - am meisten Probleme bereitet die Beschädigung der großen Adern, denn sie bringen die Nährstoffe zum Herzen und zum Gehirn. Pro-entzündliche Moleküle fördern die Verklumpung von Blutinhaltsstoffen, vor allem bei geschwächten Abwehrkräften.

Wird unser Verteidigungssystem auf niedrigem Niveau dermaßen anhaltend beansprucht, so bricht es nach einiger Zeit zusammen. Jetzt können unterschiedliche Reparaturschritte einander behindern. Körpergewebe kann die Fähigkeit verlieren, zu erkennen, dass es sich um eigene Zellen handelt; dann werden sie für feindliche Krankheitserreger gehalten und attackiert - das reine Chaos im Abwehrsystem.

Ein Abschwächen des inflammatorischen Stresses ist die erste Voraussetzung eines erfolgreichen Alters-Managements.

Eine Zusammenfassung entzündlicher Effekte auf typische Altersleiden stimmt zumindest nachdenklich: Herzprobleme, Arteriosklerose, Schlaganfall, Alzheimer, Depression, Krebs, Fibromyalgie, Arthrose, Diabetes, Metabolisches Syndrom, erektile Dysfunktion, Orgasmusstörung, Faltenbildung und Cellulite.

Nicht als Entwarnung, aber zur Beruhigung sei gesagt: Eine Reihe von pflanzlichen Inhaltsstoffen aus der Natur besitzt beeindruckende vorbeugende Wirkungen gegen diese Entzündungsprozesse.

Südkorea isst mehr Fisch

Omega-Fettsäuren werden, im Gegensatz zu richtigen Fetten, vom menschlichen Organismus nicht selbst erzeugt; entscheidend ist deshalb ihr Anteil in unserer Nahrung. Vor etwa achtzig Jahren aßen unsere Vorfahren erheblich mehr Fisch, schluckten Lebertran und verzehrten vermutlich halb so viel wie wir heute von der entzündungsfördernden Omega-6-Fettsäure.

Vom damaligen Verhältnis können wir nur träumen. Der Omega-3-Index beziffert seit 2002 den prozentualen Anteil der günstigsten Fettsäuren im Blut innerhalb einer ganzen Gruppe: Während wir auf einen durchschnittlichen Wert von 5,6 und die USA nur auf 4,9 kommen, erreichen Japan 8 und Südkorea 11. Die dramatischen Auswirkungen belegt der so genannte „Sudden Cardiac Death Index". Er verzeichnet für Deutschland auf 100.000 Personenjahre 148 Opfer von plötzlichem Herztod oder Sekundentod, für Japan dagegen weniger als 8.[3]

Insulin intelligent vernetzt

Der Mechanismus ist längst bekannt. Eine Ernährung voller problematischer Kohlenhydrate wie weißes Mehl, geschälter Reis, Obstsäfte - alles im chemischen Sinn Zuckermoleküle - lässt die Produktion des Bauchspeicheldrüsenhormons Insulin hochschnellen. Ist es im Überfluss vorhanden, so können von diesem Hormon viele negative Wirkungen ausgehen. Zum einen macht es uns dicker. Zum anderen führt eine Überversorgung zur Entstehung von schleichenden Entzündungen - denn das Insulin fördert genau jene Fettsäuren, die Entzündungen auslösen.

Insulin hat die problematische Wirkung, die entzündungsfördernden Substanzen von Omega-6-Fettsäuren verstärkt in die Zellen einzuschleusen. Das ist nicht allein ein Effekt der Ernährung mit Kohlenhydraten, sondern auch eine Frage der Lebensjahre. Während wir altern, reagieren unsere Zellen immer weniger auf die

Botschaften des Insulins. Diese Insulin-Resistenz treibt die Produktion des Hormons in die Höhe. Eine Faustregel sagt auch: Je mehr überschüssiges Körperfett wir haben, desto mehr Widerstand gegen Insulin liegt vor.

Die Systeme des Hormons Insulin und der Fettsäuremoleküle sind intelligent miteinander vernetzt. Sobald sie überhand nehmen, starten schleichende Entzündungen; beide Substanzen im Normbereich dämmen sie ein. Die meisten Betroffenen haben von beidem zu viel - sowohl vom Bauchspeicheldrüsenhormon als auch von den falschen Fettsäuren.

Überflutung mit Cortisol

Ein weiteres Hormon mischt bei entzündlichen Prozessen mit: das Cortisol. Chronische entzündliche Prozesse führen zu einem ständig hohen, das Herz-Kreislauf-System aufpeitschenden Cortisolspiegel. Auch diese Überflutung bewirkt eine Reihe von Begleitschäden, die mit Silent Inflammations einhergehen. Ein Überschuss an Cortisol hat durch Verstärkung einer Insulin-Resistenz zur Folge, dass Nervenzellen absterben und die Betroffenen dicker werden; das Abwehrsystem baut ab, das Risiko von Erkrankungen steigt. Auch andere Faktoren - emotionaler Stress, Umweltgifte, Schädigungen durch freie Radikale, Übergewicht, Strahlenbelastung und Zigarettenrauch - begünstigen Silent Inflammations im Körper.

Die Ursache hält sich im Hintergrund

Schleichende Entzündungen werden in der Medizin oft unterschätzt. Doch ein derartiger Prozess zieht meist einen weiteren nach sich. Zum Beispiel weisen selbst leichte Formen von Asthma einen entzündlichen Hintergrund auf; Collagenablagerungen führen zu irreversiblen Schäden an den Atemwegen. Patientinnen mit rheumatischer Arthritis - einer typischen chronischen Entzündungskrankheit - weisen das verdoppelte Risiko eines Herzinfarkts auf. Und hohe Werte von Entzündungs-Markern im Blut begleiten die altersbedingte Makula-Degeneration, eine Netzhautschädigung; auch hier steht ein Zusammenhang außer Frage.

Bis in die jüngste Zeit hoffte die Forschung, dass das Gehirn wegen der Blut-Hirn-Schranke unter besonderem Schutz stünde, doch neueste Erkenntnisse widerlegen diese Vermutung. Auch mit einigen Erkrankungen des zentralen Nervensystems werden schleichende Entzündungsprozesse in einem Atemzug genannt; als Auslöser gelten Plaquebildungen in den Gefäßen. Bei der Entwicklung einer spät einsetzenden Alzheimerdemenz („late-onset Alzheimer disease", LOAD) wird ebenfalls Silent Inflammation vermutet; dabei spielen genetische und biologische Faktoren ebenso eine Rolle wie die Ernährung. Erwiesen sind auch Interaktionen von oxidativem und inflammatorischem Stress; sie führen zu frühzeitigem Verlust kognitiver Fähigkeiten. Am besten erforscht sind Zusammenhänge zwischen entzündlichen Prozessen und Erkrankungen der Herzgefäße. So setzte sich im vergangenen Jahrzehnt die Auffassung durch, dass auch Arteriosklerose ein derartiger entzündlicher Prozess ist.

Was nicht im Essen steckt, fehlt auch im Körper

Was für die beiden Omega-Fettsäuren gilt, kann auf abertausende weiterer Substanzen zur Steuerung und zum Schutz des Stoffwechsels, der Energiegewinnung und der Zellgesundheit übertragen werden. Sie alle erfüllen ganz konkrete Aufgaben im Sinne der Evolution. Fehlen sie in der Nahrung, fehlen auch ihre regulatorischen Leistungen. Manche sind entbehrlich; auf viele sind wir jedoch angewiesen, ab der Lebensmitte mit jedem Jahr stärker. Am besten helfen wir unserem Organismus daher mit den Kräften der bewährtesten sekundären Pflanzenstoffe.

2.3
Die dunkle Seite des Sauerstoffs:
Freie Radikale

Sauerstoff brauchen wir zum Leben, und doch gefährdet er unsere Gesundheit. Die Energieerzeugung in unseren Zellen setzt unzählige seiner Moleküle zum Amoklauf frei.

Bei der Umwandlung unserer Nahrung in nutzbare Energie, wie sie in unseren Milliarden von Zellkraftwerken geschieht, wird der Sauerstoff der Atemluft verwendet. Seine griechisch-lateinische Bezeichnung „Oxygenium" beschreibt dieses chemische Element gut: Es ist ein Säurebildner. Das Blut bringt den Sauerstoff Tag und Nacht zu jeder Zelle.

63 Prozent unseres Körpers

Sauerstoff ist schwerer als Luft. Er stellt mehr als 50 Prozent der oberen Erdhülle samt Atmosphäre: Damit ist er das am massivsten vorkommende Element; es folgen Silicium, Aluminium, Eisen, Calcium, Natrium, Kalium, Magnesium und Wasserstoff. Sie bilden zusammen rund 98 Prozent der gesamten Elementeverteilung. Die verbleibenden 2 Prozent entfallen auf fast hundert weitere Grundbestandteile wie Chlor, Kupfer, Schwefel, Selen, Brom, Jod und Zink.

An den meisten biologischen Organismen hat Sauerstoff den größten Anteil, und zwar im Wasser gebunden, was die chemische Formel H_2O - die Zeichen stehen für Hydrogen und Oxygen - ausdrückt. Auch die menschlichen Zellen bestehen zu 65 bis 90 Prozent aus Wasser, wobei Sauerstoff etwa 63 Prozent unserer Körpermasse ausfüllt: Bei einem Körpergewicht von 70 Kilogramm gehen mehr als 44 davon auf sein Konto.[4]

Zur Abwehr von Infekten

Wie die Entzündung ist auch die Entstehung des Sauerstoff-Radikals ein ganz natürlicher Vorgang. Freie Radikale bilden sich grundsätzlich bei vielen Stoffwechselprozessen im menschlichen Organismus. Ihre Hauptaufgabe ist die Abwehr von Infekten. Die explosionsartigen Prozesse der Energieerzeugung aus Abermilliarden Sauerstoffmolekülen, die unter der Einwirkung dieses Gases in unseren Zellen passieren, reißen etwa jedes hundertste von ihnen aus seiner Stabilität und setzen es für einen Amoklauf frei. Unterschiedliche biochemische Prozesse erzeugen weitere reaktive Sauerstoff-Spezies.

Als gefährliche Co-Faktoren gelten alle chronischen Entzündungen; auch UV-Licht, Röntgenstrahlung oder Elektrosmog können stabile Verbindungen aufreißen. Weiße Blutkörperchen produzieren freie Radikale in beträchtlichen Mengen für ihre Abwehraufgaben. Der Belastung durch körperlichen oder seelischen Stress begegnen wir mit größerem Energieaufwand - auch das bedeutet: mehr freie Radikale. Und Umweltgifte sowie Schadstoffe in der Nahrung lassen sie direkt in verschiedenen Geweben entstehen.

Den oxidativen Stress für die Lunge durch Zigarettenrauch beschrieb 1991 als Erster der Biochemiker William A. Pryor.

Biochemischer Rost

Normalerweise werden unsere Kontrollmechanismen mit diesen entfesselten Molekülen fertig und neutralisieren sie. Überschreitet die Anzahl der freigesetzten Radikale jedoch eine bestimmte Menge, dann verkürzen deren Attacken gegen die Zellwände und die Erbbestandteile die Lebensspanne der betroffenen Zelle. Es ist eine Art biochemischer Rostfraß: Erst sterben nacheinander einzelne Zellen, dann komplette Zellstrukturen, zuletzt ganze Organe. Genau diese Prozesse der Oxidation begünstigt die moderne Lebensweise - durch Strahlung, Umweltgifte, Schadstoffe in der Nahrung oder durch psychische oder körperliche Überforderung.

Je älter wir werden, umso schwieriger wird es für unseren Organismus, der Oxidation zu widerstehen.

Sekunde für Sekunde addieren sich diese negativen Wirkungsfaktoren zu den chronischen Erkrankungen des Alters. Auf Sauerstoff können wir nicht verzichten - deshalb ist es hilfreich zu wissen: Besondere Pflanzeninhaltsstoffe, die Gruppe der Antioxidantien, vor allem Flavonoide, wirken solchen schädlichen Effekten entgegen.

Wir leben immer länger und werden schon dadurch immer kränker. Zusätzliche Belastungen, etwa aus einer vergifteten Umwelt oder durch Alkoholkonsum, verschärfen die Problematik. Eine gesunde Lebensweise allein gleicht das alles nicht aus. Die langanhaltende Anhäufung von Beschädigungen gilt inzwischen als der wichtigste Risikofaktor für all jene Erkrankungen, die unser Schicksal im einundzwanzigsten Jahrhundert bestimmen: Herz-Kreislauf-Leiden, Diabetes, Osteoporose und Demenz. Selbst Krebs ist in diesem Sinne eine altersabhängige Erkrankung.

Es trägt nicht zur Beruhigung bei, dass diese Erkrankungen alle in ganz natürlichen Vorgängen unseres Körpers wurzeln. Doch gibt es in der Natur auch die Gegenspieler solcher freier Radikale - in der modernen Präventionsmedizin werden sie immer häufiger genannt. Ihre wichtigste Gruppe sind die Mikronährstoffe.

2.4
Das Leiden unserer Zeit:
Krebs

Vor fünfzig Jahren noch starben die Menschen mit größerer Wahrscheinlichkeit an einer Herzerkrankung. Heute ist Krebs dabei, die Todesursache Nummer eins zu werden.

In drei Generationen wurde die Zahl der Herztodesfälle um 68 Prozent gesenkt, jene der Schlaganfälle mit Todesfolge um mehr als 50 Prozent. Verglichen damit sind Erfolge an der Krebsfront bescheiden, sie zeigen nur ein Minus von 10 Prozent: von 20 auf 18 Todesfälle je 10.000 Einwohner pro Jahr.[5] Im selben Zeitraum, seit 1958, verlängerte sich die statistische Lebenserwartung einer Frau von 73,9 auf 81,3 Jahre und die eines Mannes von 67,4 auf 76,5 Jahre.[6]

„Why everyone seems to have cancer" - „Warum jeder Krebs zu haben scheint": Mit dieser Headline alarmierte die New York Times am 4. Januar 2014 ihre Leserinnen und Leser.

Evolution heißt Entwicklung. Ohne Mutation, ohne Veränderung hätte sich der Mensch niemals an seine jeweilige Umwelt anpassen können. Deshalb gibt es Ausnahmen, die einer Zelle unter bestimmten Voraussetzungen mehr Rechte gewähren als ihren Nachbarzellen. Mehr Energie, mehr Lebenskraft, mehr Sauerstoff ermöglichen es ihr, weitgehend unabhängig vom Rest des Körpers zu gedeihen. Manche Wissenschaftler formulieren es so: Wer lange genug lebt und an nichts anderem stirbt, den tötet Krebs. Sogar in einer Welt ohne krebsfördernde Substanzen und mit bestentwickelten Anti-Krebs-Technologien wäre das unausweichlich.

Eine Tatsache berechtigt jedoch zur Hoffnung: Die Natur hat alles denkbar Mögliche eingerichtet, um Schäden durch unkontrolliertes Zellwachstum auszuklammern, beim Menschen und beim Tier ebenso wie bei der Pflanze.

Spektakuläre News

Für fünf Frauen und vier Männer aus dem persönlichen Umfeld eines der Autoren - Familie, Freunde, Nachbarn, Geschäftspartner - wurde in den vergangenen zwölf Jahren die Diagnose Krebs zur Herausforderung. Acht von ihnen entschieden sich für klassische Tumortherapien, eine Patientin wählte ein ganzheitliches Anti-Krebs-Konzept bei einem früheren Kollegen des Krebs-Rebellen Julius Hackethal. Alle neun Betroffenen waren mit den Behandlungen im Großen und Ganzen zufrieden. Was aber keine ihrer Ärztinnen, keiner ihrer Ärzte ihnen gegenüber mit einem einzigen Wort erwähnte, war ein Fachartikel der renommierten wissenschaftlichen Zeitschrift „Nature Reviews".

Der Bericht mit dem Titel „Krebs-Chemoprävention mit essbaren Pflanzenchemikalien" („Cancer Chemoprevention With Dietary Phytochemicals") erschien im Oktober 2003, und sein Inhalt war damals so aufrüttelnd wie er es heute ist. Und er zeigte, dass selbst dem ganzheitlichen onkologischen Konzept etwas fehlte.

Der Artikel basierte auf rund 250 wissenschaftlichen Studien, von denen 133 im Detail angeführt wurden. Ihre gemeinsame Aussage: Etwa drei Dutzend Pflanzen entwickeln zum Schutz ihrer eigenen Zellen signifikante Mengen von Substanzen, die bei uns Menschen ein ausgeprägtes Potenzial der Verhütung, der Umkehr oder der Verlangsamung einer Krebsentstehung haben. Wie, fragten sich Leser in aller Welt - gibt es Schutz vor Krebs durch etwas, was in der freien Natur ohne das Zutun eines Pharmakonzerns einfach so blüht, wächst und gedeiht?

Pflanzen schützen sich vor Krebs

Pflanzen besitzen genauso Gene wie wir. Jede Teilung einer Zelle beginnt mit dem fehlerlosen und vollständigen Kopieren dieser Erbanlagen; das wird durch strenge Kontrollen sichergestellt: Werden beispielsweise ihre Farbkörper, die Chromosomen, durch eine Gefahr von außen instabil oder verändert, wird die Pflanze die Weiterentwicklung stoppen. Allerdings können innerhalb derselben Zelle Wachstumsgene manipuliert und Unterdrückungsgene geblockt werden - dann wird der Ableger trotz Beschädigung alle Sperren überwinden. Die lückenlose, kompromisslose Regulierung ist die gemeinsame Aufgabe zahlloser Proteine, Enzyme, Aminosäuren und weiterer Substanzen aus vielen Klassen der Phytostoffe.

Die Chance für uns Menschen

Viele bio-aktive Pflanzenstoffe schützen auch die Erbinformationen im menschlichen Gewebe. Auch unter den abertausenden Genen in jeder unserer Zellen können so genannte Proto-Onkogene die Teilung einer Zelle in eine unerwünschte Richtung drängen.

„MAN MUSS SICH HÜTEN, ETWAS NICHT ERNST ZU NEHMEN, NUR WEIL ES NICHT VON EINEM GROSSEN PHARMAKONZERN ODER IRGENDEINER COMPANY KOMMT. WENN MUTTER NATUR ÜBER MILLIONEN VON JAHREN ETWAS ENTWICKELT, DANN IST DAS WAHRSCHEINLICH BESSER ALS WIR DAS KÖNNTEN."

UNIVERSITÄTSPROFESSOR DDR. JOHANNES C. HUBER, UNIVERSITÄTS-FRAUENKLINIK WIEN

Wenn gleichzeitig ihre Gegenspieler, die Tumor-Suppressor-Gene, inaktiv bleiben und nichts dagegen unternehmen, kommen kritische Prozesse außerhalb der vorgesehenen Zellregulation in Gang.

Besonders gefährlich erscheinen alle Maßnahmen zur Reparatur von Schäden durch verstärkte Zellerneuerung. Denn jede sinnvolle Vermehrung ist mit der Gefahr unerwünschter Übertreibungen verbunden. Deshalb ist eine Krebsprävention beim Menschen in erster Linie darauf ausgerichtet, von vornherein weniger Zellschädigungen zuzulassen. Auf diese Weise werden Reparaturmaßnahmen seltener notwendig, von denen jede mit der Gefahr unerwünschten Wachstums verbunden wäre.

Unser heutiges Wissen geht davon aus, dass in unserem Körper wahrscheinlich in jedem Augenblick mehr oder weniger viele Krebszellen entstehen. Genauso wahrscheinlich ist, dass sie von unserem Immunsystem unter normalen Umständen sofort oder noch rechtzeitig gestoppt werden.

Während dieser Abwehrkämpfe sind übertriebene Wachstumsimpulse kontraproduktiv. Aber es gibt sie, und einige spielen zum falschen Zeitpunkt eine zu dominante Rolle. Zum Beispiel das Insulin: Der Botenstoff aus der Bauchspeicheldrüse wird durch jeden Verzehr von Kohlenhydraten ins Spiel gebracht und ist einer der größten Vermehrer im menschlichen Organismus. Pflanzliche Stoffe helfen bei seiner Eindämmung.

Die Natur hat vorgesorgt, und noch weit darüber hinaus. Auf viele dieser Mechanismen im menschlichen Körper üben Pflanzenbestandteile - wissenschaftlich bestätigt - einen günstigen Effekt aus. Und dank molekularbiologischer Forschung weiß man heute sogar schon, an welchem Punkt der Umwandlung von einer gesunden in eine ungesunde Zelle welcher Naturstoff eingreift.

Von Brokkoli bis Propolis

Chronische Entzündungen können in der Gesamtheit unserer Gene, dem Genom, bestimmte Erbbestandteile beschädigen und unkontrolliertes Zellwachstum herbeiführen, also Krebs. Die meisten in der Krebsabwehr vereinten pflanzlichen Substanzen sind daher stark entzündungshemmend: Die bakterizide Schwefelverbindung Diallyldisulfid aus dem Knoblauch ist ein Paradebeispiel dafür.

Karzinogene Substanzen benötigen für ihre krebserzeugenden Effekte bestimmte Enzyme. Diese Enzymreaktionen kann ein Prozess durch Isothiocyanate des Brokkoli und der meisten Kohlarten verhindern. Auch die im Ingwer enthaltenen scharfen Phenole wie Gingerol und Shogaol entgiften den Körper durch die Förderung bestimmter Enzyme. Zusätzlich besitzen sie mehrere Potenziale zur Unterdrückung von krebsfördernden Prozessen - ähnlich den in der klassischen Krebstherapie eingesetzten Zytostatika, jedoch ohne ihre Nebenwirkungen. Die Entstehung und Ausbreitung von Krebs zu bekämpfen vermögen noch zahlreiche weitere pflanzliche Wirkstoffe - bis hin zum Propolis der Bienen, mit dem sie ihren engen Lebensraum frei von Keimen und Bakterien halten: Propolis hemmt ebenso das Wachstum von Krebszellen.

Therapie gezielt unterstützen

Die neun Tumorpatienten, von denen die Rede war, wurden über diese Zusammenhänge nicht informiert. So konnten sie die ärztlichen Bemühungen nicht bewusst und gezielt unterstützen: durch den regelmäßigen Verzehr von Brokkoli und anderen Kohlsorten, von Knoblauch, von Ingwersubstanzen, durch Chili-Schärfe, durch grünen Tee, durch den Tomatenfarbstoff Lycopen, durch Propolis aus Bienenkolonien oder durch das Resveratrol aus der Rotwein-Medizin.

Die von „Nature Reviews" 2003 analysierten elf besonders interessanten botanischen Anti-Krebs-Inhaltsstoffe sind mittlerweile in einem chronobiologischen Präparat zur tageszeitlich korrekten Krebsprävention bei Risikogruppen konzentriert. Für zwei der neun gegen Krebs Kämpfenden kommt dieses Präparat zu spät. Für alle, die leben dürfen, gibt es keinen Zweifel: Die pflanzliche Nahrung hat Stoffe in sich, die uns schützen.

2.5
Alt werden:
Biologisch kein Vorteil

Wenn wir alt werden, lässt uns die Natur im Stich. Sie hat keinen evolutionären Grund mehr, uns vor Krankheiten zu schützen.

Das ist neu in der Menschheitsgeschichte: Zum ersten Mal haben die heute Geborenen statistisch gesehen eine geringere Lebenserwartung als frühere Generationen. Doch die vorhergesagte Kürzung ist eine Durchschnittsprognose. Von den Glücklicheren wird ein größerer Prozentsatz als heute locker den hundertsten Geburtstag feiern. Den weniger Begünstigten wird infolge geschädigter Gefäße oder Krebserkrankungen das Leben erschwert. Doch der Organismus eines gesunden Hundertjährigen ist denselben drei Spiralbewegungen unterworfen, in denen es für uns alle letztendlich abwärts geht.

Spirale Nummer 1: Die Natur hat keinen Grund, unser Wohlbefinden im Alter besonders zu fördern.

Spirale Nummer 2: Der alternde Körper kann Vitamine, Phytostoffe und Spurenelemente schwerer aufnehmen und verwerten.

Spirale Nummer 3: Das Älterwerden selbst ist ein Krankheitsrisiko, weil wir neben der Anhäufung von Lebensjahren unausweichlich auch Beschädigungen einsammeln und addieren.

Erst günstig, dann bedenklich

Ein und dasselbe Gen fördert in der Jugend unsere Gesundheit und bedroht sie im Alter. Seine Funktionen tragen in der ersten und in der zweiten Lebenshälfte unterschiedliche biologische Vorzeichen. Ein Beispiel betrifft die Fettspeicherung - in der Jugend etwas grundsätzlich Gutes: Die Sicherung der Versorgung mit Energie verbessert signifikant die Chancen auf Fortpflanzung. „Je mehr Fett, umso besser" stimmt aber nur für kurze Zeit. Dieselbe Veranlagung wandelt sich mit zunehmendem Alter in ein Erkrankungsrisiko.

Alle Reparaturleistungen der Evolution konzentrieren sich auf den jungen Organismus. Dass nach der Fortpflanzung die Schutzmechanismen nachlassen, ist nur das Ergebnis eines sinnvollen Einsatzes von Energie und Wertstoffen. Gegen Defekte im höheren Alter musste sich die Natur nie ins Zeug legen - die Betroffenen nahmen sie schließlich mit ins Grab. Das könnte die Erklärung für Erkrankungen sein, die im Erwachsenenalter zahlreich auftreten und von unseren Genen mitbestimmt werden, zum Beispiel Alzheimer.

In den vergangenen Jahrzehnten ist die errechnete Lebenserwartung sprunghaft angestiegen; dennoch hat sich für die meisten, die heute siebzig oder achtzig sind, nicht allzu viel verändert. Dramatisch besiegt wurden in erster Linie die Todesursachen von Kindern und Heranwachsenden. Die überwiegende Mehrzahl der Menschen stirbt heute an Krankheiten, die es naturgemäß erst im Erwachsenenalter gibt: Erkrankungen des Herz-Kreislauf-Systems inklusive der zum Gehirn führenden Hauptgefäße, Schlaganfall, Diabetes und weiterer Stoffwechselerkrankungen einschließlich des Metabolischen Syndroms, Krebsleiden sowie Alzheimer und Parkinson, den häufigsten Formen von Demenz.

Wissenschaftlich betrachtet handelt es sich nicht um Krankheiten des Alters. Niemand muss erst lange gelebt haben, um unter einem geschwächten Immunsystem, schlechten Augen, Depression, Schlaflosigkeit, Antriebsschwäche, einer gebremsten Sexualität, kraftlosen Muskeln, Überzuckerung, Übergewicht, Gelenkschmerzen oder kognitiven Defiziten zu leiden. Diese Beschwerden reduzieren bereits die Lebensqualität von Jüngeren, sie erleben biologische Prozesse des Alterns um Jahrzehnte zu früh: Noch nie in unserer Geschichte waren so viele Menschen unter dreißig so dick, noch nie so viele depressiv wie heute.

Nährstoffe werden nicht gut verwertet

Die meisten dieser Leiden führen wir durch einen falschen Lebensstil selbst herbei oder begünstigen sie zumindest. Unbestritten hinterlassen die sitzende Lebensweise, Alkoholmissbrauch und Tabakkonsum ihre Spuren in diesbezüglichen Statistiken. Als eines der größten Probleme für den älter werdenden Organismus erscheint jedoch die schlechte Versorgung mit hochwertigen Nährstoffen: Das Wenige an diesen Nährstoffen, das wir zu uns nehmen, wird zum Teil nicht einmal verwertet.

Das Alter hat die unvorteilhafte Eigenschaft, die dafür vorgesehenen Körperfunktionen zu reduzieren - die Aufnahme der Vitalstoffe aus der Nahrung ebenso wie die Herstellung der körpereigenen Gesundheitssubstanzen.

3

WIE UNSERE ERNÄHRUNG VERSAGT.

Und was uns rettet

Die Menschen
der Urzeit
kultivierten das
am wenigsten
Bittere
und Saure.

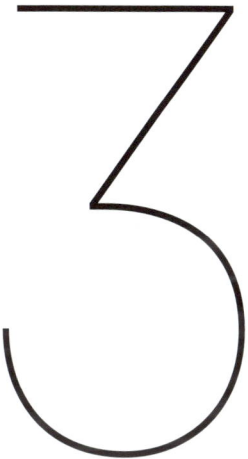

3.1
Unter dem Siegel der Wissenschaft:
Convenience Food

Die Industrialisierung erforderte schnell verfügbares Essen. Was uns heute angeboten wird, sind denaturierte, von der Nahrungsindustrie überprozessierte und mit dutzenden Zusatzstoffen versehene essbare Substanzen. Und wie wir sie zu uns nehmen - im Gehen oder beim Fernsehen - ist oft nicht wirklich essen zu nennen.

Über mehrere hunderttausend Generationen entwickelte die Evolution ihre Ernährungsregeln. Nur vier Generationen nach der Erfindung von Fast Food haben sich die meisten Menschen in den einkommensstarken Ländern davon verabschiedet. Besteht ein Zusammenhang mit dem 1948 gestarteten „Speedee Service System" der Brüder Richard und Maurice McDonald?

Vorproduzierte Kost

Die Brüder McDonald haben das schnelle Essen nicht erfunden, nur perfektioniert. Schon seit dem frühen zwanzigsten Jahrhundert veränderte ein industrieller Aufschwung in den USA den Lebensstil von Millionen Menschen, und damit auch ihre Ernährung. Arbeiter wurden erstmals pro Stunde entlohnt. Beschleunigtes Arbeitstempo, ausufernde Schichtprogramme und psychosoziale Einflüsse drängten die Gesellschaft in eine andere Esskultur. Nicht nur in den Kantinen; immer mehr Menschen entschieden sich auch zuhause für mehr Geschmack und weniger Nährstoffe in vorproduzierter Kost.

Industriell hergestellte Lebensmittel fielen nicht vom Himmel. Zu Beginn trugen sie sogar das Gütesiegel der Wissenschaft: Als Reaktion auf zahlreiche Lebensmittelskandale in den Vereinigten Staaten wurde 1906 die Federal Food and Drug Administration gegründet. Diese amerikanische Kontrollbehörde stützte sich bei ihren Prüfungen und Entscheidungen auf empirische Forschung der Yale Universität. Deren Wissenschaftler dokumentierten einen Zusammenhang von fehlenden Nährstoffen und neuen Wohlstandskrankheiten: Praktisch über Nacht reagierten Großkonzerne der Nahrungsmittelindustrie auf diese Erkenntnisse und verkauften neue Produkte angereichert mit einer Extradosis Vitalstoffe.

Ihr Marketing traf exakt den Zeitgeist. Immer mehr Verbraucher wurden vor allem in der Hoffnung auf gesünderes Essen zur vorbereiteten Kost verführt, zu Frühstückszerealien, Gemüsekonserven oder Gewürzsaucen mit hinzugefügten Vitaminen und Mineralien. In den dreißiger Jahren folgten Lebensmittel mit der Bezeichnung „Convenience Food" - Bequemlichkeitsnahrung. Angeboten wurden Fertigmenüs und Tiefkühlkost, ebenso erste Vitaminpillen und angereichertes Mehl.

Erst denaturiert, dann angereichert

Von Fachleuten vorgegebene Tagesempfehlungen für Vitamine, Mineralien, Kohlenhydrate, Fette und Eiweiß, die so genannten Recommended Daily Allowances (RDA), bestimmen seit dem

ZWISCHEN
10 UND 70 PROZENT DER
TODESFÄLLE DURCH DIE
UNTERSCHIEDLICHEN
KREBSERKRANKUNGEN
SIND NICHT
SCHICKSALSHAFT,
SONDERN HABEN
EINEN BEZUG ZUR
ERNÄHRUNG –
SO LAUTET EINE
SCHÄTZUNG VON
EXPERTEN IN BEZUG
AUF DIE USA.[7]

Zweiten Weltkrieg in aller Welt, was als gesunde Kost gilt. Gleichzeitig belastete die Industrialisierung immer stärker Luft und Wasser, während chemische Substanzen und Schwermetalle erst in die Böden, dann in unsere Nahrungskette eindrangen.

Möglicherweise ist dies erst der Anfang einer Entwicklung. Die so genannte Generation X, Menschen von 30 bis 44 Jahren, und Y, solche unter 30, auch Millennials genannt, zeigen oft ein besonders rücksichtsloses Essensverhalten in Bezug auf die Bedürfnisse ihres Körpers. X und Y essen, was sie wollen und wann sie wollen - gemäß der Smartphone-Mentalität: alles sofort auf Knopfdruck.

3.2
Nahrung der Urzeit:
Sauer, bitter, nährstoffreich

Nicht für alle ernährungstechnischen Herausforderungen unserer Zeit sind wir selbst verantwortlich. Was wir heute bekommen, schmeckt fantastisch - und besitzt nur einen Bruchteil seiner ursprünglichen Phytostoffe.

Der Verlust an Nährstoffen setzte nicht vor fünfzig oder hundert Jahren ein. Vermutlich ist er schon an die sechshundert bis tausend Generationen vor uns passiert: Als unsere Vorfahren aufhörten, wild wachsende Pflanzen zu sammeln, und sesshaft wurden, pflanzten sie die am wenigsten ätzenden, bitteren und sauren an. Die ersten Bauern wählten süßliche, ölige oder stärkehaltige Gemüse und Früchte mit wenig Fasern und anderen Ballaststoffen - und verzichteten damit immer mehr auf Gewächse, die besonders reich an Phytochemikalien waren. Sie entschieden sich für wohlschmeckende Produkte, die sie zugleich mit der nötigen Energie für ihr körperlich anstrengendes Dasein versorgten.

Nur wenige Nährstoffbomben haben überlebt

Die moderne Wissenschaft ermöglicht eine Gegenüberstellung der alten Sorten mit den landwirtschaftlich angebauten in unseren heutigen Supermarktregalen. Der aus der Wildpflanze Teosinte abgeleitete Urmais war blau, violett, schwarz, rot oder weiß. Verwandte Züchtungen von amerikanischen Hopi-Indianern sind heute nur noch in Form von Extrakten erhältlich, denn sie sind kaum genießbar - aber eine Bombe an Phytostoffen: Getrockneter blauer Mais enthält 60 Mal mehr Anthocyane als unser gelber Zuckermais, im Vergleich 99 zu 1,5 Milligramm je 100 Gramm.

Der Holzapfel aus dem indischen Bundesstaat Sikkim im südlichen Himalaya liefert die 35-fache Menge an Nährstoffen eines Granny Smith und das Hundertfache eines Golden Delicious. Der Löwenzahn ist in Bezug auf anti-inflammatorische sekundäre Pflanzenstoffe sieben Mal wertvoller als unser Spinat, während Eisbergsalat kaum noch damit verglichen werden kann mit nur zwei Zehntel eines Milligramms an antioxidativen Molekülen. Auch die Ur-Kartoffel aus Peru - fast 30 Mal inhaltsreicher als unsere heutige -, die Apfelbeere mit 40 Mal mehr Antioxidantien als die hochgelobte Blaubeere oder die gelbe Karotte haben unsere Vor-Vorfahren offensichtlich vor den Krankheiten bewahrt, die uns heute als alterstypisch erscheinen.

Das Kreuzblütengewächs Rucola und die grüne Zwiebel wurden erst vor wenigen Jahrzehnten domestiziert - sie sind immer noch reich an Anthocyanen, Glucosinolaten und weiteren Antioxidantien.

Zu unserem Glück blieben durch all die Jahrtausende die Heilpflanzen der Volksmedizinen außen vor sowie jene Auswahl an Pflanzen, die wir heute als Gewürze schätzen - darunter die „Top Ten" Basilikum, Knoblauch, Salbei, Oregano und sein enger Verwandter Majoran, Rosmarin, Thymian, Petersilie, Minze, Muskatnuss und Dill. Knapp darauf folgen Fenchel, Zitronenmelisse, Borretsch,

Liebstöckel, Schnittlauch, Koriander, Anis, Beifuß, Lavendelblüten, Brunnenkresse und Gartenkresse, Spitzwegerich, Ackersenf, Brennnessel, Löwenzahn und Kerbel.

Dass diese Gewächse heute bei uns noch eine Rolle spielen, verdanken sie vielleicht auch ihrem großen Förderer Pfarrer Sebastian Kneipp. Er war überzeugt, dass Kräuter nicht nur Heilmittel, sondern auch ganz ausgezeichnete Nährmittel sind.

3.3
Pizza, Burger, Chips & Cola:
Der Hunger spielt verrückt

Die moderne Ernährungsweise macht dick, und sie bringt uns zu allem Überfluss noch ernsthafte Stoffwechselprobleme. An erster Stelle dabei: Diabetes.

Die ausgeklügeltsten Geschmacksvariationen der Nahrungsmittelindustrie locken uns heute zum Kühlschrank. Allein an Süßigkeiten präsentiert jeder größere Supermarkt mehr als tausend verschiedene Produkte. Unser Gehirn ist zu Widerstand nicht fähig. Wissenschaftler vermuten, dass salzige oder gesüßte Snacks suchtauslösende Substanzen enthalten - entweder durch Zufall gefunden oder raffiniert rezeptiert, vergleichbar mit Produkten der Tabakindustrie.

BEI MILLIONEN MENSCHEN SPIELT IHR SYSTEM AUS HUNGER UND DURST, APPETIT UND SÄTTIGUNG VERRÜCKT. JAHRZEHNTE OFFIZIELLER ERNÄHRUNGSEMPFEHLUNGEN HABEN UNS WEIT MEHR WISSEN ÜBER SCHÄDLICHES ALS ÜBER RICHTIGES ESSEN GEBRACHT. WIR WERDEN NICHT GESÜNDER, SONDERN DICKER UND KRÄNKER.

Amerikanische Kinderärzte gelangten 2012 mit einer Studie zu einem aussagekräftigen Ergebnis. Rund 2.400 junge Menschen zwischen 15 und 23 Jahren bekamen zwanzig Fernsehspots der größten Fast-Food-Ketten gezeigt; die Markennamen wie McDonald's, Burger King, Wendy's, Arby's, Taco Bell oder Pizza Hut waren digital entfernt worden. Die Teilnehmer wurden gefragt: Kennen Sie diese Werbung? Gefällt Ihnen der Spot? Welche Kette verkauft dieses Produkt? Auch ohne Logo hatten sich viele Botschaften in die Gehirne der jungen Leute eingebrannt. Das Ergebnis spricht Bände - Adipöse erzielten die meisten Treffer, Normalgewichtige die wenigsten. Für jede positive Antwort gab es Punkte, und die Studie rechnete vor: Jeder erzielte Punkt bedeutete ein um drei Prozent gesteigertes Risiko von Stoffwechselproblemen.

Die Natur wurde abgewählt

Was die Natur in Millionen Jahren für uns entwickelt hat, wurde von der Mehrheit der Menschen in den Industrieländern abgewählt. Mit verheerenden Auswirkungen: Bis zur Mitte dieses Jahrhunderts wird womöglich ein Drittel der Menschheit an Diabetes erkrankt sein oder andere Probleme bei der Umwandlung von Nahrung in Energie erleben. Denn die Entwicklungsländer holen beim Konsum mächtig auf.

Die Zuckerkrankheit steht an erster Stelle der Stoffwechselprobleme, die durch die Ernährung ausgelöst werden. Diabetes bedeutet den schleichenden Gesundheitsverlust für Gliedmaßen, Gefäße, Augen, Gehirn. Fast-Food-Fans sind überdurchschnittlich stark gefährdet, an einer Depression zu erkranken: Erst jüngst wurde ein Zusammenhang von Übergewicht und Depression erkannt. Kein Wunder - auch das Gehirn vermisst Mikronährstoffe.

Hohe Dunkelziffer

„Aktuelle Schätzungen gehen davon aus, dass bei etwa sieben bis acht Prozent der erwachsenen Bevölkerung ein Typ-2-Diabetes diagnostiziert wurde", informiert der „Deutsche Gesundheitsbericht Diabetes 2014" und stellt weiter fest: „Die Dunkelziffer ist beim Typ-2-Diabetes hoch und wird auf 20 bis 50 Prozent der Gesamtprävalenz geschätzt. Das bedeutet nichts anderes, als dass ein bis zwei weitere Millionen Menschen in Deutschland an Diabetes erkrankt sind, aber noch keine ärztliche Diagnose erhalten haben." (Details dazu siehe Kapitel 5.2, Volkskrankheit Diabetes).

Eine weitere große Gruppe gilt als prädiabetisch, ahnt jedoch nichts davon. Würden die geschätzten acht Millionen Betroffenen vorschriftsmäßig einmal täglich ihren Zuckerspiegel checken, verschlängen allein die Teststreifen viele hundert Millionen pro Jahr.

Falsche Ernährung ist teuer

Die Kosten allein dieser einen Krankheit und ihrer Auswirkungen auf die Gesellschaft sind mit jedem Tag weniger finanzierbar. In Bezug auf Diabetes in Deutschland kann man bereits von einer Epidemie sprechen - ein Armutszeugnis für eine Nation, die Ernährungsphilosophen und Gesundheitslehrer wie Wilhelm Hufeland, Johann Schroth, Emil Drebber, Justus von Liebig, Werner Kollath und Ludwig Feuerbach hervorbrachte. Dessen Weisheit gilt immer noch: „Der Mensch ist, was er isst." Das Gute daran: Wir können diese Tatsache für uns nutzen.

3.4
Fehler im System:
Die grüne Apotheke springt ein

Dem erfreulichen Zugewinn an Lebensjahren stehen die Probleme des Alterns entgegen. Die Ernährung allein kann sie nicht mehr lösen - doch botanische Hilfe ist greifbar.

Die Grundidee ist einfach: Nach dem Prinzip der Natur enthält unsere tägliche Nahrung außer den Kalorien für die Energie auch Substanzen, die uns schützen. Neben möglicherweise Fleisch und Fisch verzehren wir Pflanzen, um uns zu ernähren, und ihre Wirkstoffe fördern gleichzeitig die grauen Zellen des Gehirns, erneuern die Innenwände der Gefäße, bewahren vor dem Erblinden durch die altersbedingte Netzhautdegeneration oder nähren die Knorpelflächen der Gelenke. Die so genannten botanischen Metaboliten, Zwischenprodukte im Stoffwechsel der Pflanzen, vermitteln in jedem Augenblick Abermillionen Steuersignale im komplexen Regelwerk unserer Zellen, deren Zahl auf 70.000 bis 100.000 Milliarden geschätzt wird. Als große Ausnahme entsteht nur die Tag-Nacht-Programmierung unserer Organe ohne Essen und Trinken ausschließlich aus dem Wechsel von Licht und Dunkelheit.

Diese Substanzen fungieren im Wesentlichen als Nachrichtenvermittler, als Botenstoffe. Sie bringen unseren Zellen wichtige Informationen oder Impulse, ähnlich unseren körpereigenen Hormonen, nur schwächer. Jetzt erst, da wir ein immer höheres Alter erreichen, bekommen diese Fähigkeiten besondere Aufmerksamkeit. Denn schon mit dem dritten und vierten Lebensjahrzehnt nimmt die Steuerungskraft der meisten unserer eigenen Botenstoffe rapide ab. Gleichzeitig behalten einzelne Hormone ihren Level bei oder erhöhen ihn sogar bis zu einem problematischen Ungleichgewicht. Der altersbedingte Verlust des ausgeglichenen Zusammenwirkens der Hormone führt zu Entgleisungen, die ernsthafte Folgen haben können. Das einst geniale System ist aus dem Ruder gelaufen.

Wohlstand verlängert das Leben

Seit 1950 verlängert sich in jeder Dekade die Lebenserwartung für die Bevölkerungen der Wohlstandsnationen enorm - für einige um erstaunliche vier Jahre. Die Wissenschaft erklärt das so:

Wohlhabende Menschen ernähren sich besser, trinken weniger Alkohol und rauchen seltener. Ihnen stehen die besten Gesundheitseinrichtungen offen, ihre Welt ist weitgehend frei von Gewalt. Sehr gut schneiden generell Länder ab, die einen hohen Anteil an Schreibtischjobs und nur geringe industrielle Beschäftigung haben.

Für jedes geschenkte Lebensjahr zahlen viele Menschen einen hohen Preis. Statistiken zeigen, dass wir immer kränker werden: Das Altern selbst ist das größte Risiko.

Ein weiterer Faktor macht den grundsätzlich erfreulichen Zugewinn an Lebensjahren zum Problem. Wir überleben bei Weitem die engen Vorgaben der Urzeit in Bezug auf unseren biologischen Daseinszweck, die Fortpflanzung. Die Natur überlässt uns danach unserem Schicksal. Je älter er ist, umso schlechter verwertet der Organismus verzehrbare Substanzen und ihre Informationen. Das daraus resultierende Defizit ist heute größer denn je. Und auf viele Phytostoffe warten unsere Organe bereits in früheren Jahren vergeblich - sie spielen in der Ernährung von heute praktisch keine Rolle mehr. Wir leben immer länger, viele jedoch nicht botanisch auf der Höhe, sondern biologisch auf Hartz IV.

„Hormonell sind wir nur so gut wie das letzte Essen, und wir werden nur so gut sein wie die nächste Mahlzeit." Diese provokante Aussage bekamen Ärztinnen und Ärzte beim Jahreskongress 2011 der German Society of Anti-Aging Medicine zu hören. Was war gemeint? Lebensmittel können eine hormonelle Balance stören, sie aber auch wieder herstellen. Glukose aus Kohlenhydraten zum Beispiel triggert die Freisetzung des Bauchspeicheldrüsen-Hormons Insulin, und dessen Spiegel beeinflusst eine ganze Reihe weiterer Botenstoffe.

Heilpflanzen kommen zuhilfe

Einzelne greifen bereits regelmäßig danach: In den Volksmedizinen finden tausende botanische Wirkstoffe Verwendung, aus Europa, Asien, den Vereinigten Staaten, Afrika - hier zum Beispiel der Ausgangsstoff für das Glückshormon Serotonin - und Australien. Die traditionelle Ayurveda-Medizin Indiens beruht auf den Effekten von mehr als zweitausend Heilpflanzen, und auch der Großteil der beinahe sechstausend Substanzen in der Traditionellen Chinesischen Medizin ist botanischer Herkunft. Selbst die Pharmamedizin kommt um pflanzliche Substanzen nicht herum: Jeder vierte verschreibungspflichtige Wirkstoff ist einem Original in der Natur nachgebaut.

Die grüne Apotheke schützt Pflanzen vor Krankheiten und anderen schädlichen Einflüssen. Diese Hilfe können wir in Anspruch nehmen, indem wir die herausragendsten pflanzlichen Schutzstoffe verstärkt verzehren. In erster Linie sollten es die weitverbreiteten Polyphenole, aber auch die unterschiedlichsten Farbstoffe und die intelligent wirkenden Phytohormone sein. Ihre Aufnahme aus der täglichen Nahrung ist nicht länger sichergestellt.

Sollen mögliche Mängel durch Ergänzung ausgeglichen werden? Die Antwort auf diese Frage liefert der gesunde Hausverstand. Zu speziellen Fragen bezüglich einer Supplementierung empfiehlt sich der Austausch mit einer Ärztin oder einem Arzt auf der Basis von fundiertem Wissen aus der Präventivmedizin.

4

HILFREICHE SUBSTANZEN.

Und unsere innere Uhr

Gesucht: der beste Zeitpunkt für die größte Wirkung mit der geringsten Dosis.

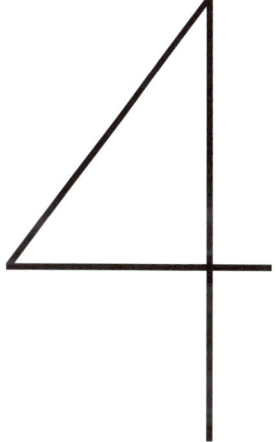

4.1
Die neuen Phytamine:
Sie wirken seit Jahrtausenden

Jede Frucht ist ein Schatz der Natur, manche sind es ganz besonders.
Hier kommen die Stars unter den Vitalstoffen.

Das Wissen um viele Mikronährstoffe wird in bereits jahrtausende-
langer Tradition der Volksmedizinen weitergegeben. Wieder
andere Heilpflanzen wurden erst durch die Anti-Aging-Medizin in
der westlichen Welt bekannt. Einzelne überzeugen besonders mit
einer Fülle von Inhaltsstoffen und Eigenschaften und rechtfertigen
die Bezeichnung Superfrucht. Die folgenden Stars unter den Vitalstoffen sind bereits in intelligent konzipierten Kombi-Präparaten
oder mit chronobiologischer Rezeptur zur tageszeitlich korrekten
Einnahme verfügbar.

Acai

—

Die brasilianische Beere einer speziellen Palme im Amazonasgebiet ist die vermutlich nahrhafteste Powerfrucht der Welt. Bis 2004 außerhalb ihrer Heimat fast unbekannt, wird sie heute weltweit als Superfrucht gefeiert. Das königsrote Fleisch der violetten Beere ist prall gefüllt mit Antioxidantien, Aminosäuren und Anthocyanen und besteht zu einem Drittel aus Fettsäuren der gesunden Art und Phytosterinen. Dabei schmeckt die Frucht wie ein Mix aus Beeren und Schokolade. Acai wird als Schutz vor kardiovaskulären Schäden, bei Verdauungsstörungen, Darmerkrankungen, Faltenbildung der Haut, Augenproblemen, Entzündungen des Zahnfleisches und bei allgemeiner Mattigkeit empfohlen.

Beta-1,3-Glucan

—

Ein Polysaccharid oder Mehrfachzucker, der die Immunabwehr moduliert - es wird auch als „Blutpolizei" bezeichnet und wirkt auch noch nach dem Verdauungsvorgang. Die pflanzliche Substanz stärkt das Abwehrsystem durch die Aktivierung spezieller weißer Blutzellen, der Makrophagen.

Bockshornklee

—

Auch als Fenugreek bekannt, ist diese Heilpflanze eine der ältesten und interessantesten Europas. Hildegard von Bingen verordnete sie zur Stimulierung der Muttermilchproduktion. Die europäische Anti-Aging-Medizin schätzt ihre Moleküle hauptsächlich als Hemmstoff bei der Glukose-Absorption an der Diabetes-Front: Beim Verzehr von Kohlenhydraten bremst Fenugreek den plötzlichen Anstieg der Blutzuckerkurve. Seit 2010 sind Effekte beim Libidoverlust der Frau nachgewiesen. An der Universität von Queensland, Australien, wurde zuerst an Männern erforscht, dass die in den Samen enthaltenen Aminosäuren, Enzyme, Flavonoide und Saponine die Bildung des Sexualhormons Testosteron fördern; eine zweite Studienreihe zeigte die gleiche Veränderung auch im weiblichen Organismus.[8] Frauen im gebärfähigen Alter meldeten bereits nach zwei Monaten verbesserte Ergebnisse in fünf Bereichen: sexuelles Vorstellungsvermögen, sexuelle Erregung, sexuelles Verhalten, Orgasmusfähigkeit und Lusttrieb.

Cholin

—

Aus dieser fettähnlichen Substanz werden Neurotransmitter, also Gehirnbotenstoffe, gebildet. Cholin unterstützt den Stoffwechsel von Fett, dem Hauptbestandteil der grauen Zellen, und wird zur Förderung geistiger Leistung empfohlen. Bei einem Mangel kommt es in der Leber zu gefährlichen Fettanhäufungen. Weitere Funktionen sind die Entgiftung und die Unterstützung der Ausscheidung von Chemikalien.

Curcumin
—

Die Hauptsubstanz der asiatischen Gelbwurzel, Curcuma longa, aus der Ingwer-Familie wird stellvertretend für alle Wirkstoffe aus der Botanik genannt, die Erneuerung und Regenerierung der menschlichen Zelle beeinflussen und den Schutz vor Krebs verstärken. Sie reduzieren vor allem die Risiken durch chronische Entzündungen und freie Sauerstoff-Radikale. Curcumin stoppt untypische Zell-Zyklen und unterbindet die Bildung neuer Blutgefäße. Denselben Effekt zeigt der Chili-Wirkstoff Capsaicin.

EPA, DHA
—

Diese bedeutendsten Omega-3-Fettsäuren werden aus Algen und fettreichen Meeresfischen gewonnen. Ihre durchschnittliche Aufnahme aus der Nahrung liegt weit unter den wissenschaftlichen Empfehlungen. Das dramatisch schlechte Missverhältnis der Fettsäuren Omega-3 und Omega-6 gilt als außerordentliches Erkrankungsrisiko.

Gelée royale
—

Der Bienenkönigin-Futtersaft enthält vor allem Kohlenhydrate, Eiweiß, B-Vitamine, Spurenelemente, Fette und Aminosäuren.

Ginkgo biloba
—

Der in China beheimatete Baum gilt als Überlebenskünstler: Einzelne Exemplare sind älter als dreitausend Jahre. Seine Substanzen führen im menschlichen Körper zu einer Erweiterung der Blutgefäße und zur Senkung der Verklumpungswahrscheinlichkeit. Er kommt zum Einsatz bei demenziellen Symptomen, Stoffwechselstörungen und Muskelschwäche.

Glutathion
—

Dieses besonders starke Antioxidans aus den drei Aminosäuren Glutaminsäure, Cystein und Glycin unterstützt Reparaturvorgänge innerhalb der Zelle. Es ist ein wichtiger Schutzfaktor der Netzhaut und der Augenlinse.

Goji-Beere
—

Der Gemeine Bocksdorn (Lycium barbarum) liefert eine antioxidanzielle Substanz der Traditionellen

Chinesischen Medizin, gefäßschützend, immunstärkend und krebshemmend. Er ist dazu auch ein Augenwirkstoff mit Potenzial gegen altersbedingte Makula-Degeneration und Grauen Star.

Granatapfel
—

Die Frucht der Götter, auch „Pomegranate" genannt, fehlt in keiner Auflistung der zwanzig Superfrüchte. Reich an Polyphenolen und Anthocyanen, stärkt sie die Immunkräfte. Schwerpunkte von wissenschaftlichen Studien sind Entzündungen, Prostatakrebs und Malaria.

Grüner Tee
—

Ein Anti-Aging-Star der fernöstlichen Medizin. In seinen Molekülen zirkulieren Elektronen in stabiler Doppelbindung; sie können freie Radikale entschärfen, ohne dadurch selbst aggressiv zu werden. Die Teepflanze, Camellia sinensis, muss sich offensichtlich besonders vor Viren, Bakterien und Pilzen schützen und entwickelt deshalb ein hochwirksames natürliches Antibiotikum. Sein bioaktiver Extrakt besteht zu einem Drittel der Trockenmasse aus Substanzen, die sich schützend in vielen Organen einlagern - Darm, Niere, Speiseröhre, Blase, Leber, Scheide, Prostata und Lunge. Vorausgesetzt, die Stoffe werden gut absorbiert

- ein Ziel, das die Anti-Aging-Medizin zusätzlich mit Mineralien fördert. Neben den antioxidativen und entzündungshemmenden Wirkstoffen enthält der Extrakt aus grünem Tee auch Spurenelemente, die häufig fehlen: Selen, Chrom, Zink und Mangan.

Gymnema sylvestre
—

Substanzen dieser säurehaltigen Heilpflanze aus Indien reduzieren die Aufnahme von Zuckermolekülen aus dem Darm ins Blut. Gemeinsam mit Phytostoffen aus dem Banabablatt und der Bittermelone erzielen diese Vitalstoffe eine Senkung des Zuckerspiegels - ein natürlicher Schutz vor Diabetes.

Isoflavone
—

Diese Gruppe der Pflanzenstoffe vermittelt auch im menschlichen Organismus milde hormonelle Wirkung, vor allem Genistein, Daidzein und Glycitein. Sie neutralisieren freie Radikale, und ihre Saponine stärken die Abwehrkräfte. Enthalten sind Isoflavone in der Sojabohne und im Rotklee.

5-HTP
—

Aus der Aminosäure L-5-Hydroxytryptophan wird im Gehirn das Glückshormon Serotonin gebildet - dessen Mangel ist auffällig bei Depressionen, Angstzuständen und Aggressivität, sowie bei Stress, Suchtverhalten, Übergewicht, Migräneattacken, beim Prämenstruellen Syndrom, bei Entzündungen und Darmproblemen. 5-HTP kommt reichlich in den Samen der afrikanischen Schwarzbohne Griffonia simplicifolia vor.

Lycopen
—

Unter allen Pflanzenstoffen eines der bedeutendsten Phytamine überhaupt. Lycopen kann bestimmte radikale Moleküle unschädlich machen. Hochkonzentriert in der Tomate und Hagebutte, schützen seine Wirkstoffe unter anderem vor Herz-Kreislauf-Leiden und Krebserkrankungen, besonders der Prostata.

Mangostan
—

Die Königin der Früchte ist ein effektiver Entzündungshemmer und enthält hochwirksamen Antioxidantien - Xanthone, Stilbene, Tannin, Katechine und Polyphenole. Die von der Malaiischen Halbinsel stammende Frucht verfügt über eine breite Palette an Vitaminen, Spurenelementen und Mineralien. Sie überzeugt mit herausragenden Wirkungen gegen freie Radikale, bei Allergien und Entzündungen, hemmt die Krebsentstehung und bekämpft virale und bakterielle Angriffe.

Melatonin
—

Das so genannte Schlafhormon ist wegen seiner Rolle als Mutterhormon der Chronobiologie ein besonderer Vitalstoff. In einem festgelegten Tagesrhythmus informiert Melatonin jedes Organ einzeln über seinen inneren Zeitzustand und steuert in unserem Körper den Schichtwechsel zwischen Tagesarbeit und Nachtarbeit der Organe. Bei den meisten älteren Menschen reicht der nächtliche Hormonanstieg für diesen Umschalteffekt nicht mehr aus. Was die meisten nur als verschreibungspflichtiges Hormon kennen, ist auch ein Phytostoff und in jeder Pflanze enthalten.

Moosbeere
—

Dieses Heidegewächs ist dank reichlicher Inhaltsstoffe an Vitaminen, Magnesium, Kalium, Eisen, Zink und Phosphor besonders widerstandsfähig. Hauptsächlich durch ein Zusammenwirken von Proanthocyaniden mit Vitamin-A-Molekülen erzielt es erstaunliche Wirkungen auf die Gesundheit: Studien belegen günstige Effekte auf Harnwege, Brust,

Blutfette, Magen, Leber, Gehirn, Zahnfleisch, Haut und Gedächtnis. Mit dem Ausmaß des gespeicherten Sonnenlichts steigt die Kraft, Infektionen zu bekämpfen.[9]

MSM

Die organische Schwefelverbindung Methylsulfonylmethan ist der Hauptwirkstoff anti-entzündlicher Schwefelbäder. Neben seiner entzündungshemmenden Wirkung hilft MSM gegen Allergien und bei der Knorpelerneuerung. Es ist in der Regel eine Hauptsubstanz des menschlichen Körpers - heute leben jedoch viele Menschen mit Schwefelmangel, denn MSM wird vor allem aus rohen, frischen Nahrungsmitteln aufgenommen.

Noni

Die Frucht des Noni-Baums, Morinda citrifolia, entwickelt Inhaltsstoffe, die sich bei Depression, Übergewicht, Arthritis und Diabetes bewähren.

OPC

„Oligomere Proanthocyanidine" sind Radikalefänger aus den Traubenkernen. OPC wirkt rund zwanzigmal stärker als Vitamin C und fünfzigmal stärker als Vitamin E. Konkret wurde die Wachstumshemmung von Dickdarmkrebszellen nachgewiesen.

OPC kann außerdem die Blut-Hirn-Schranke passieren und scheint die Plaquebildung im Gehirngewebe zu hemmen; deshalb gilt dieses Flavonoid als Anti-Alzheimer-Substanz.

Piperin

Die Hauptsubstanz des Schwarzen Pfeffers, auch Bioperin genannt, erhöht die Aufnahme und die gewünschte Wirksamkeit von Aminosäuren, von im Wasser und in Fetten löslichen Vitaminen, von Mineralstoffen und Spurenelementen sowie von Pflanzenstoffen wie Ginkgo biloba und Antioxidantien um etwa 30 Prozent. Ein wesentlicher Wirkmechanismus, der zu dieser verstärkten Absorption führt, ist eine gesteigerte Thermogenese, also Wärmeproduktion des Körpers. Auf andere Weise, nämlich durch die Hemmung von Enzymen, die Reaktive Sauerstoffspezies (ROS) entstehen lassen, erhöhen auch Citrus-Bioflavonoide die Aufnahme von sekundären Pflanzenstoffen und Spurenelementen.

PQQ

Pyrroloquinoline quinone heißt dieses extrem antioxidative Enzymmolekül mit Vitamin-B-Eigenschaften, das in vielen Lebensmitteln reichlich vorhanden ist - etwa in Spinat, Bohnen, grünem Pfeffer, Petersilie, grünem

Tee, Kartoffeln und in Natto. Es wurde von der Fachzeitschrift „Nature" 2003 als erstes neues Vitamin seit 1948 eingestuft. PQQ wirkt direkt in den Mini-Kraftwerken der Zellen, auch der menschlichen Stammzellen, mit besonderen Schutzergebnissen des Gehirns vor oxidativen Schäden sowie mit positiven Effekten im Nervensystem und für die Zellgesundheit allgemein.

Q-10
—

Dieser Enzym-Unterstützer ist auch unter dem Namen Ubichinon bekannt und an vielen lebenswichtigen Umwandlungen in den Zellen beteiligt. Der kraftvolle Radikalefänger schützt vor oxidativen Schäden. Untersuchungen bestätigen die Stärkung des Herz-Kreislauf-Systems und weitere günstige Effekte, die insgesamt die Durchblutung verbessern.[10]

Quercetin
—

Dieser neben Resveratrol weitere bedeutende Aktivstoff der Rotweinmedizin verdankt den Namen seinem Ursprung, der Eiche (lateinisch „quercus"). Hochkonzentriert kommt dieses Flavonoid in der Traubenschale vor. Rotwein aus dem Eichenfass ist besonders angereichert. Die Substanz hemmt die Krebsentstehung und ist ebenfalls ein Radikalefänger; auch eine Wirung gegen UV-Schäden ist bestätigt.

Resveratrol
—

Dieses höchst wirksame Antioxidans wird vor allem aus der Schale der Weintraube gewonnen. Im menschlichen Körper wirkt es generell anti-entzündlich und zellschützend - davon profitieren besonders die altersbedingt eminent bedrohten Gefäßbereiche des Gehirns und des Herz-Kreislauf-Systems. Studien belegen fantastische Effekte: Resveratrol bremst das Alzheimer-Risiko, das mit Plaquebildung in Verbindung steht. Es verbessert die Energiegewinnung in den Mitochondrien, unseren Zell-Kraftwerken. Es reduziert kardiovaskuläre Risikofaktoren, belegt durch Messungen des Blutflusses in der Arm-Arterie. Auch Fettleibigkeit und Insulin-Resistenz werden weniger wahrscheinlich. Resveratrol senkt den Blutzuckerspiegel; selbst die Skelettmuskulatur profitiert nachweislich von diesem Polyphenol. Darüber hinaus ist Resveratrol die bisher einzige Substanz mit lebensverlängernden Effekten auf unterschiedliche Organismen. Resveratrol greift direkt und positiv in den Alterungsprozess von Zellen ein: Es aktiviert ein spezielles Langlebigkeitsgen, denn es täuscht dem Organismus Kalorienrestriktion vor. Die Reduzierung der Nahrungsenergie bei gleichzeitiger Vollwerternährung zählt zu den am längsten bekannten und am besten nachgewiesenen Therapieansätzen gegen Altersfolgen. Dadurch verringert sich auch die Zahl aggressiver Sauerstoffmoleküle. Die vorgetäuschte Kalorieneinschränkung löst in den Zellen außerdem eine verstärkte Reparatur der Erbsubstanzen aus - durch sie verlängert sich die Lebensspanne der einzelnen Zelle gleichermaßen wie die des gesamten Organismus.[11]

Tomatensamen-Extrakt
——

Substanzen in einem Gel, mit dem die Tomate ihre Samenkerne schützt - auch „Fruitflow" genannt - unterstützen die Optimierung des Blutflusses und reduzieren so eines der drei größten Herzrisiken. Bei Stress, Übergewicht oder unter Blutfett-Einwirkung bilden die winzigen, scheibenförmigen Blutplättchen eine raue, stachelige Oberfläche. Damit steigt

die Gefahr von Blutgerinnseln und schweren Durchblutungsstörungen. Die Tomatensamen-Moleküle halten die Plättchen geschmeidig genug, sodass sie bei Bedarf ihre natürliche Fähigkeit zur Blutgerinnung aktivieren können. Wissenschaftliche Untersuchungen führten zu der Empfehlung, diese Tomatensubstanzen am Morgen einzunehmen. Eine aktuelle Studie[12] prüft bis Februar 2015 konkrete Wirkungen auf die Gehirndurchblutung und bei altersbedingten kognitiven Defiziten.

Tribulus terrestris
——

Dieser sekundäre Pflanzenstoff aus dem Erd-Burzeldorn übt eine stimulierende Wirkung auf die Hirnanhangdrüse aus. Eine Kettenreaktion führt zu einer Steigerung der körpereigenen Produktion des Sexualhormons Testosteron.

Weißbohne
——

Die schwefelhaltige Substanz aus dem Bohnensamen erschwert durch natürliche Blockaden die Verdauung von Kohlenhydraten wie Mehl und Zucker nach dem Verzehr und unterstützt damit die Gewichtsregulation.

4.2

Die klassischen Vitamine:
Unentbehrlich für alle Lebewesen

Vitamine sind Bausteine in den biologischen Prozessen von Tieren, Menschen und Pflanzen. Letztere erzeugen sie selbst - wir hingegen müssen die meisten von außen aufnehmen.

Anstelle ihrer sperrigen Bezeichnungen wie „unidentifizierter löslicher essbarer Fettfaktor" kennzeichnete man sie lieber mit den Buchstaben A, B, C, D, E und K: Dreizehn lebensnotwendige Stoffe konnte die Forschung in der Zeit zwischen 1909 und 1914 isolieren. Die Auffassung, es handle sich bei allen um Amine, erwies sich später als falsch. Doch der unzutreffende Gruppenname blieb bis heute: Vitamine. Sieben weitere Substanzen werden mittlerweile von der Wissenschaft ebenfalls auf einer Stufe mit ihnen gesehen.

Vitamine sind unentbehrlich in biologischen Prozessen: Mikronährstoffe, überwiegend Säuren, Enzym-Faktoren oder hormonähnliche Moleküle. Pflanzen erzeugen sie für sich selbst. Unser Stoffwechsel kann das jedoch nicht bedarfsdeckend - sie müssen aufgenommen oder aus Vorstufen durch Darmbakterien erzeugt werden. Ausnahmen sind das „Sonnenvitamin" D und Niacin, auch B3 genannt.

Bei den meisten Vitalstoffen kann sich heute niemand mehr sicher sein, dass Früchte und Gemüse sowie die tierischen Produkte, die er möglicherweise zu sich nimmt, eine ausreichende Versorgung gewährleisten. Für vereinzelte Vitamine, zum Beispiel Vitamin E, kann man mit Entschiedenheit behaupten: Optimale Schutzwerte sind nur mit zusätzlicher Substitution zu erzielen.

Provitamin A / Carotin
—

Bedeutende Quellen: Petersilie, Karotten, Kürbis, Spinat, Pflaumen, Kraut, Fenchel
Stärkste Effekte: Wachstum, Durchblutung, Zellschutz

Vitamin A
—

Bedeutende Quellen: Lebertran, Leber, Makrelen
Stärkste Effekte: Wachstum, Durchblutung, Zellschutz

Vitamin B1 / Thiamin
—

Bedeutende Quellen: Haferflocken, Weizenkeime, Kartoffeln, Naturreis, Vollkorn
Stärkste Effekte: gegen Müdigkeit, kognitive Schwäche, Appetitlosigkeit

Vitamin B2 / Riboflavin
—

Bedeutende Quellen: Milch, Leber, Huhn, Mandeln
Stärkste Effekte: Haare, Haut und Nägel; gegen Entzündung, Wachstumshemmung

Vitamin B3 / Niacin
—

Bedeutende Quellen: Erbsen, Geflügel, Rind, Schwein, Sardinen
Stärkste Effekte: Nervensystem, Blutfarbstoff, gegen LDL-Cholesterin

Vitamin B5 / Pantothensäure
—

Bedeutende Quellen: Wassermelonen, Erbsen, Weizenkeime, Eigelb, Leber, Gelée royale
Stärkste Effekte: gegen Entzündung, schützt vor frühzeitigem Altern

Vitamin B6 / Pyridoxin

—

Bedeutende Quellen: Weizenkeime, Weizenkleie, Geflügel, Eigelb, Fisch. Defizite häufig bei Rauchern sowie bei Einnahme der Antibabypille
Stärkste Effekte: Blutfarbstoff Hämoglobin, Gallensäure; gegen Darmbeschwerden, prämenstruelle Beschwerden

Vitamin B9 / Folsäure

—

Bedeutende Quellen: Tomaten, Bierhefe
Stärkste Effekte: rote Blutkörperchen; gegen Blutarmut, Sterilität

Vitamin B12 / Cobalamin

—

Bedeutende Quellen: Leber von Rindern, Schweinen, Sauerkraut, Fisch, Austern
Stärkste Effekte: im Zellkern, Energiespeicherung in Muskeln und der DNA

Vitamin C / Ascorbinsäure

—

Bedeutende Quellen: Sanddorn, Paprikaschoten, Brokkoli, Johannisbeeren, Hagebutten, Kiwi, Orange, Zitrone, Erdbeeren, Kartoffeln, Blattgemüse, Tomaten
Stärkste Effekte: Anti-Aging-Vitamin, Immunsystem, Hormone; gegen freie Radikale

Vitamin E / Tocopherol

—

Bedeutende Quellen: Fenchel, Spargel, Schwarzwurzeln, Spinat, Weizenkeime, Leinsamen, Haselnüsse, pflanzliche Öle mit ungesättigten Fettsäuren
Stärkste Effekte: Radikalefänger, Zellmembran, gegen koronare Herzkrankheit, Arterienverkalkung, Umweltbelastung und Krebsrisiken

Vitamin H / Biotin

—

Bedeutende Quellen: Mandeln, Bildung durch Darmbakterien
Stärkste Effekte: Zuckerstoffwechsel, Fettstoffwechsel; gegen Haarausfall, Dermatitis

Vitamin K / Phyllochinon

—

Bedeutende Quellen: Pflanzen, Bildung durch Darmbakterien
Stärkste Effekte: Blutgerinnung

4.3
Chronobiologie[13]:
Wissenschaft der inneren Rhythmen

Der menschliche Körper verfügt über eine umfangreiche Steu-
erungsanlage aus genetisch festgelegten Zeitgebern. Äußere und
eigene Impulse regulieren ganz ohne unser Zutun in wiederkeh-
renden Rhythmen die körperlichen, geistigen und emotionalen
Funktionen.

Wenn Sie eine Frau sind, ist es für Sie vermutlich eine Selbstver-
ständlichkeit, dass Sie Ihrer Haut abends völlig andere Wirkstoffe
zuführen als am Morgen. Und Sie wissen auch, warum: Tagsüber
unterstützen Sie die Haut gegen Austrocknung, gegen Elastizi-
tätsverlust, gegen Umweltschäden unter anderem in Gestalt von
UV-Strahlen. Aber besonders dankbar reagiert die Haut auf Hilfe,
während Sie schlafen. Nachts fährt der Organismus alle seine Repa-
raturprogramme hoch, weil im Sinne der Evolution Energie jetzt für
nichts anderes gebraucht wird. Deshalb wirken alle Erholungsmaß-
nahmen nachts viel stärker als tagsüber, mit einem Gipfel zwischen
zwei und vier Uhr früh.

Solche Gesetzmäßigkeiten gelten auch für die Versorgung mit Mikronährstoffen: Vitamine, Spurenelemente, Mineralstoffe, Phytamine,
Pflanzenhormone und Enzyme. Ein kompliziertes Regelwerk unserer inneren Uhren bestimmt für uns den besten Augenblick - jenen

für die größte Wirkung mit der geringsten Dosis für eine intelligente Interaktion der Stoffe. Einige sind am effektvollsten nach einer Einnahme am Morgen. Andere benötigt der Körper in der Nacht. Bestimmte Substanzen wirken besonders im Team; andere sollten mindestens mit einem Abstand von acht Stunden zugeführt werden.

Die 24-Stunden-Steuerung

Vielen Menschen sind die körpereigenen Rhythmen kaum bewusst, höchstens vielleicht, dass sich mit der Rotation der Erde um die Sonne der Schlaf, das Erwachen und andere Funktionen alle 24 Stunden wiederholen. Die zugrunde liegende Rhythmik heißt „circadian", nach den lateinischen Worten für „herum" und „Tag". Dieser Begriff wurde 1959 eingeführt und beschreibt die so genannte innere Uhr: Sie steuert in vielen Arten und Gattungen aus eigenen Impulsen die biologischen Aktivitäten. Spektakulär bewiesen hat das der Biologe und Verhaltensforscher am Max-Planck-Institut im bayerischen Andechs, Dr. Jürgen Aschoff, mit Versuchen in einem ehemaligen NATO-Bunker.[14]

Mit dem circadianen Rhythmus managt der Organismus täglich wiederkehrende Abläufe wie den Schlaf-Wach-Zyklus, den Anstieg und Rückgang der Körpertemperatur, die Beschleunigung der Herzfrequenz in den Morgenstunden und ihre Beruhigung bei Nacht sowie Anpassungen des Blutdrucks.

Das Zentralsystem für den inneren Zeitzustand reagiert auf äußere Reize wie Licht und Temperatur als Taktgeber, um sich zu synchronisieren und zu korrigieren. Jeder kennt das: Erscheint das Licht am Morgen früher als erwartet und bleibt es in den Sommermonaten länger, dann verschieben sich der Beginn der Aktivphase am Morgen nach vorne und ihr Ende am Abend nach hinten. Auch Drogen, Hormone und das Alter verändern die Periodenlänge. Dass sich die circadiane Uhr und die reale Zeit unterscheiden können, verdeutlicht das Phänomen Jetlag.

Ein System von Zeitgebern

Weit komplexer ist dieses Zusammenspiel bei allen biologischen Rhythmen, die sich nicht einmal am Tag wiederholen, sondern mehrfach. Sie heißen ultradian, wörtlich übersetzt „unter einem Tag", und erstrecken sich oft nur über mehrere Stunden, zum Beispiel der Zyklus der Nahrungsaufnahme. Auch die verschiedenen Schlafstadien, die Hormonabgaben, die Blutzirkulation zeigen solche Rhythmuslängen. Und natürlich die Leistungskurve.

Tatsächlich sind ultradiane Vorgänge in unserem Körper millionenfach installiert und sehr unterschiedlich; einzelne dauern nur Sekunden, wie die Steuerung der Atmung, andere sogar nur Millisekunden, wie die meisten Prozesse auf mikrozirkulärer Ebene innerhalb der Zelle.

Die Wissenschaft kennt verschiedene Rhythmen: circaseptan (etwa sieben Tage), zum Beispiel die Reaktion auf Krankheitserreger wie Grippeviren; circasemiseptan (etwa dreieinhalb Tage), beispielsweise eine Fieberkurve bei Brustkrebs; circavigintan (etwa zwanzig Tage) wie der Testosteron-Rhythmus des Mannes; circatrigintan (etwa dreißig Tage), typisch dafür der Monatszyklus des

JE INTELLIGENTER WIR UNS AN UNSEREN INNEREN RHYTHMEN AUSRICHTEN, UMSO MEHR NUTZEN ZIEHEN WIR DARAUS.

weiblichen Organismus; sowie circannual (etwa jährlich), zum Beispiel der Lauf der Jahreszeiten. Damit ist klar, dass der menschliche Organismus nicht nur über eine einzige innere Uhr verfügt, sondern dass uns ein geniales System von Zeitgebern steuert und kontrolliert.

Zusammenhänge zwischen Körper, Geist und Zeit

Auf die Erforschung und Normalisierung der ultradianen Rhythmik konzentriert sich die Chronobiologie. In Bezug auf Krankheit und Heilung ist dieses Wissen besonders bedeutsam. Denn auch jedes Leiden - Asthma, Arthritis, Bluthochdruck, Depression, Herzattacken, Magengeschwüre, Diabetes, Schlafprobleme, Krebs oder Stoffwechselstörungen des Gehirns - hat seine Phasen. Die Schlussfolgerungen daraus: Für die Vorbeugung, aber auch in der Behandlung der Krankheiten ist der chronobiologische Faktor der eingesetzten Wirkstoffe entscheidend.

Chronobiologen wurden vor drei Jahrzehnten noch belächelt. Heute ist ihre Wissenschaft die anerkannte Erforschung der oft erstaunlichen Zusammenhänge zwischen Körper, Geist und Zeit. Ein Beispiel: Im Schlaf sinkt die Körpertemperatur, mit dem Erwachen steigt der Blutdruck. Zweifellos haben Vitamine und Mineralien biologische Einflüsse auf unsere inneren Uhren.

Licht lässt uns wachen oder schlafen

Ein wichtiger Impuls kommt von außen, unabhängig davon, was wir essen oder trinken. Die Informationen über den Hell-Dunkel-Wechsel des Tages werden im Gehirn in das Signalhormon Melatonin umgesetzt. Es erfüllt immens viele Aufgaben, auch bereits bei Tag. Gegen 23 Uhr schnellt normalerweise der Pegel dieses so genannten Schlafhormons auf etwa das Achtfache nach oben: Das ist die Botschaft für jede einzelne Zelle und die meisten unserer Organe, auf Nachtbetrieb umzuschalten und zu regenerieren. Das Gehirn zum Beispiel speichert jetzt wichtige Informationen im Langzeitgedächtnis ab und löscht entbehrliche, zum Beispiel wo wir an diesem Tag vor dem Supermarkt geparkt haben.

Der gesamte Organismus erhält durch das Melatonin abends Anstöße für die Aufgaben der Nacht und morgens für das Umschalten auf die Tagesaktivitäten. Eine Störung dieser Chronobiologie kann die Entstehung von chronischen Leiden begünstigen. Bei älteren Menschen ist der nächtliche Anstieg des Melatonins oft weitgehend verloren gegangen. Das schafft nicht nur ein Schlafproblem; viele Funktionen wie Blutdruck, Körpertemperatur, Hormone bleiben ohne intelligente Steuerung. Die Wissenschaft unterscheidet allein rund achtzig Leiden, die als schlafbezogen gelten. So wirft die aktuelle Forschung die Frage auf, ob deshalb beispielsweise Diabetes nachts beginnt.

Unabhängig von den biologischen Voraussetzungen erhöht auch der moderne Lebensstil die Wahrscheinlichkeit einer unbewusst verursachten Desynchronisation. Während zweier Zeitphasen innerhalb eines 24-Stunden-Zyklus ist der Organismus extrem stark mit sich selbst beschäftigt: zum einen etwa von 22 Uhr bis Mitternacht, zum anderen zwischen sechs und acht Uhr morgens. Der stärkste Druck trifft die winzigen Nebennierendrüsen, weil sie mit der Produktion bestimmter Hormone den gesamten Organismus erst auf die bevorstehende Nacht und später für den Aufbruch in den Tag

trimmen. Das geschieht mit Hilfe der so genannten Stresshormone.
Wir nehmen auf diese chronobiologische körpereigene Megabelas-
tung jedoch kaum Rücksicht, sondern packen oft genau in diesen
zweimal zwei Stunden unseren eigenen Stress noch obendrauf: Vielleicht führen wir gerade jetzt ein anstrengendes Telefonat, vielleicht
lassen wir uns die Probleme des bewältigten oder des bevorste-
henden Tages noch einmal durch den Kopf gehen - alles verständ-
lich, aber es erfordert noch mehr Stresshormone. Und das ist Gift
für die Gesundheit, vor allem wenn unser Lebens-Stress chronisch
wird. Die Auswirkungen heißen Burn-out, chronische Müdigkeit
oder Depression.

Offensichtlich laufen bei vielen Menschen mit zunehmendem Alter
manche inneren Uhren langsamer, andere schneller. Ganze Systeme
geraten außer Takt und entwickeln ein Eigenleben. Nicht allein die
Sexualhormone fallen mit den Jahren mehr und mehr aus. Abhilfe
schafft eine chronobiologisch konzipierte Unterstützung durch
tageszeitlich korrekte und optimale Versorgung mit Mikronährstoffen. Diese Nahrungsergänzungsmittel auf Basis der Chronobiologie
stellen unsere Zeitgeber neu ein.

Das richtige Präparat zur richtigen Zeit

Eine bedeutende Rolle für die Wirkung von Mikronährstoffen
spielt die Leistungskurve der Organe. Sie unterliegt einem 24-Stun-
den-Rhythmus. Ein Beispiel: Wie rasch oder wie stark ein Biostoff
nach der Einnahme wirkt, hängt stark von der Aktivität der Verdauungsorgane ab, durch die er hindurch muss. Soll eine Substanz
zu einem bestimmten Zeitpunkt im Zielorgan wirken, muss sie
dafür pünktlich die Leber erreichen. Doch die Passage durch die

Verdauungsorgane erfolgt nicht immer mit der gleichen Geschwindigkeit; Magen und Darm sind beispielsweise am Morgen stark und mittags viel schwächer durchblutet.

Chronobiologische Präparate zur Einnahme am Morgen oder am Abend, oder auch mit einer Art biologischem „Zeitschloss", haben das eingeplant - sie funktionieren stets tageszeitlich korrekt. Die meisten davon tragen die Silbe „chron" im Namen und stehen, in pharmazeutisch reiner Form, bereits für etwa zwanzig Organe und die Bewältigung ihrer Aufgaben zur Verfügung. Für jede Hauptaufgabe des Organismus, gegen jede der großen Bedrohungen unserer Gesundheit gibt es die richtige Substanz.

„SICHERLICH WERDEN DER CHRONOBIOLOGIE AUCH IN DEN KOMMENDEN JAHREN NOCH VERBLÜFFENDE GEHEIMNISSE ENTRISSEN WERDEN. ABER WAS WIR HEUTE BEREITS WISSEN, IST EINE SEHR VERTRAUENSWÜRDIGE GRUNDLAGE FÜR UNSERE TÄGLICHEN ENTSCHEIDUNGEN ZUR UNTERSTÜTZUNG DER ORGANISCHEN LEISTUNGEN UND ZUR PRÄVENTION VON LEBENSSTILABHÄNGIGEN ODER ALTERSABHÄNGIGEN RISIKEN UND BEEINTRÄCHTIGUNGEN."

UNIVERSITÄTSPROFESSOR DR. MED. MARKUS METKA, WIEN

5

PHYTOSTOFFE

Im Einsatz

Die grüne
Apotheke
für morgens,
die grüne
Apotheke
für abends.

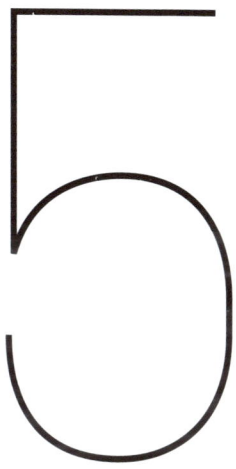

5.1
Herz, Hirn und Psyche

Anspruchsvolles Herz[15]

Phytostoffe, vor allem jene aus der asiatischen Medizin, bieten eine natürliche Alternative für Schutz und Unterstützung von Herz und Herz-Kreislauf-System. Die Hauptrollen spielen Aminosäuren, Enzyme und eine ganz besondere Hefe.

Sind die Herzen von Männern und Frauen gleich? Noch vor wenigen Jahrzehnten ging die Medizin davon aus. Seit den fünfziger Jahren wurden Erkenntnisse aus Männerstudien ohne Unterscheidung auch auf Patientinnen angewendet. Erst die Anti-Aging-Medizin richtete den Fokus der Forschung stärker auf den weiblichen Körper ab der Lebensmitte. Zusätzlich helfen jetzt die neu entdeckten Gesetze der Chronobiologie, die Herz-Kreislauf-Situation der Frau nach der Menopause richtig einzuschätzen.

Mehr und mehr überraschende Unterschiede zwischen den Geschlechtern kommen ans Licht: Zum Beispiel weisen Frauen mit Brustschmerzen und ähnlichen Herzsymptomen oft unauffällige, saubere Herzkranzgefäße auf - als Folge davon wird ihr Zustand nicht ausreichend therapiert. Grundsätzlich sind Frauen mit Blockaden in den Herzgefäßen älter als vergleichbare männliche Patienten und haben stärkere Beschwerden. Besonders interessant:

Als Reaktion auf seelischen Stress können Frauen auch Herzfehler entwickeln, die wieder vorübergehen.

Bypass-Operationen am Frauenherzen sind weniger erfolgreich. Oft leiden Patientinnen an problematischen Begleiterscheinungen wie sehr hohem Blutdruck, hohen Blutfetten oder Diabetes, was chirurgische Eingriffe riskanter werden lässt. Häufiger als Männer entwickeln Frauen eine Schwäche des Herzmuskels. Und Blutanalysen, die Herzrisiken beim Mann aufdecken, funktionieren nicht immer bei der Diagnose des Frauenherzens - so weist das weibliche Blutplasma im Januar regelmäßig die höchsten Cholesterinwerte auf.

An Herz-Kreislauf-Leiden sterben heute mehr Frauen als Männer. Doch egal welches Geschlecht, Erkrankungen von Herz oder Herz-Kreislauf mitsamt ihren Komplikationen sind grundsätzlich die häufigsten Ursachen für Tod oder Pflegebedürftigkeit. Die gute Nachricht: Pflanzliche Wirkstoffe senken das Risiko dramatisch - sämtliche Substanzen wurden in Studien an männlichen und an weiblichen Risikogruppen getestet.

Ein Sojakäse aus Asien

In asiatischen Ländern sind Herzerkrankungen seltener. So verwundert es nicht, dass es gerade traditionelle Gerichte aus Fernost waren, die bei der Suche nach einer Erklärung dieses Phänomens ins Blickfeld von Forschern gerieten. Viele ihrer Studien konzentrierten sich auf die schier unendlichen Gesundheitsgeheimnisse der Sojabohne. Die Wissenschaftler lagen damit genau richtig und enthüllten Erstaunliches: In einem aus Sojaeiweiß fermentierten Käse mit jahrtausendealter Tradition entdeckten sie ein Enzym mit einer seit langem gesuchten Wirkung. Das Enzym besteht aus hunderten von Aminosäure-Bestandteilen und heißt nach dem Bazillus, der es erzeugt: Nattokinase.

Nattokinase ist in der Lage, Blutklumpen aufzulösen, doch der Sojakäse kann noch mehr: Er ist imstande, Verklumpungen überhaupt zu verhindern. Damit werden bestimmte Herzerkrankungen, die mit ungesunder Ernährung und zu hohen Cholesterinwerten in Verbindung stehen, ihrer größten Bedrohung beraubt.

Traubenkerne gegen Bluthochdruck

Ein weiterer Risikofaktor kann seit 2006 durch neu konzipierte pflanzliche Vitalstoffe entschärft werden: In der westlichen Welt lebt jeder dritte Erwachsene mit Besorgnis erregenden Blutdruckwerten von mindestens 137 systolisch, also beim Zusammenziehen des Herzens, und 84 oder höher diastolisch, also beim Blutauswurf. Ein weiteres Drittel gilt als prähypertensiv und müsste dringend einer Verschlechterung vorbeugen. Jüngste Studien belegen, wie leicht das inzwischen möglich ist: Polyphenole aus Traubenkernen reduzieren bereits innerhalb einer Woche den Blutdruck um bis zu 8 Punkte systolisch und 6 Punkte diastolisch.

Vitamine versus Homocystein

Umfangreiche Grundlagenforschungen und zahlreiche klinische Untersuchungen haben Kardiologen auf die Spur eines besonderen Zellgiftes gebracht: Homocystein ist ein Abfallprodukt unseres Stoffwechsels und für Gefäße mindestens so gefährlich wie das bekanntere LDL-Cholesterin. Homocystein bedroht die Gefäßgesundheit unabhängig von den klassischen Risikofaktoren Bluthochdruck, Rauchen, Fettstoffwechselstörungen, Übergewicht und Bewegungsmangel. Selten liefert die Forschung so klare Aussagen über die optimale Hilfe wie bei krankhaft erhöhten Homocystein-Werten.

Drei Vitamine sind die wichtigsten Gegenspieler dieses Zellgiftes. Die drei Gefäß-Helfer sind die Vitalstoffe Folsäure, Vitamin B12 und Vitamin B6. Wir müssen lediglich dafür sorgen, dass wir sie unserem Körper regelmäßig und in dauerhaft genügender Menge zukommen lassen. Im Alter, wenn es oft zu Mangelerscheinungen kommt, wird das noch wichtiger.

Niacin entschärft Cholesterin

LDL-Cholesterin - die englische Abkürzung für „low density lipoproteins", weiche Fetteiweiße geringer Dichte - besitzt die unerwünschte Eigenschaft, an den Gefäßinnenwänden haften zu bleiben und dort mit weiteren Substanzen verkrustete Ablagerungen zu bilden. Eine Verengung und Verhärtung der Arterien, die zum Herzen und zum Gehirn führen, verursacht eine kontinuierlich ausufernde Unterversorgung - eine der häufigsten Todesursachen in der modernen Gesellschaft. Der Gegenspieler HDL-Cholesterin - die englische Abkürzung für „high density lipoproteins", Fetteiweiße hoher Dichte - kann das LDL-Cholesterin von den Gefäßwänden lösen. Und dazu gibt es Hilfe aus der Natur: Niacin, auch als Vitamin B3 bezeichnet, ist eine ebenfalls gegen diese Gefahr wirkende Waffe. Es senkt den Anteil von LDL- und erhöht jenen an HDL-Cholesterin.

Senkt Blutfette: Roter-Reis-Hefe

Bereits in einem Arzneibuch der Ming-Dynastie wird die Herstellung von Roter-Reis-Hefe beschreiben. Man gewinnt sie aus einer spezifischen Schicht des asiatischen Getreides mit dem botanischen Namen Monascus purpureus. Dieses Fermentprodukt enthält Hemmstoffe, die in der Leber bei der Erzeugung von Blutfetten als Inhibitoren, also Produktionsbremsen, wirken. Das bedeutet: weniger Cholesterine - an ihrer Stelle führt die Hefe pflanzliche Fette und wertvolle Isoflavone zu.

Erst 2006 publizierte die führende Fachzeitschrift zu chinesischer Medizin eine Gesamtauswertung von 93 Studien über die Wirkung von Roter-Reis-Hefe auf den Cholesterinstoffwechsel. Herzzwischenfälle waren um 40 Prozent, Todesfälle um 50 Prozent geringer als bei Vergleichsgruppen ohne Roter-Reis-Hefe. Innerhalb einer Gruppe älterer Chinesen mit Diabetes und Herzleiden konnte die Sterblichkeit um 32 Prozent verringert werden.

Das Herz unterliegt starken Zeitschwankungen: Morgens muss die Erhöhung des Blutdrucks für die Tagesaktivitäten bewältigt werden, nachts werden die Herzzellen unter dem Einfluss von Melatonin regeneriert und repariert. Dazwischen liegen die normalen Beanspruchungen körperlicher und seelischer Natur. Wenn es um gesundheitsfördernde Beeinflussung geht, bestehen zwischen dem Tages-Herz und dem Nacht-Herz große Unterschiede.

Die Traubensubstanzen und Gefäß-Helfer Folsäure und B-Vitamine, das Nattokinase-Enzym, die Roter-Reis-Hefe sowie fast zwei Dutzend Vitamine, Antioxidantien, Aminosäuren und das vielseitige

Coenzym Q-10 werden am wirkungsvollsten tageszeitlich korrekt verabreicht. Durch Aufteilung der Vitalstoffe in aufeinander abgestimmte, unterschiedliche Kapseln für den Morgen und für den Abend wird die Chronobiologie der Organe optimal unterstützt.

DIE GRÜNE APOTHEKE
FÜR MORGENS

L-Carnitin	L-Arginin HCl	Roter-Reis-Hefe
Alpha-Liponsäure	L-Lycopen	Korallencalcium-Mix
Calcium	Vitamin B6	
Coenzym Q-10	Traubenkern-Extrakt	

FÜR ABENDS

Biotin	Magnesium	Vitamin B5
Folsäure	Niacin	Vitamin B12
L-Cystein HCl	Vitamin B1	Nattokinase
L-Prolin	Vitamin B2	

Gefährdetes Gehirn[16]

Pflanzliche Mikronährstoffe unterstützen oft auch die Abwehr aggressiver Sauerstoffmoleküle - besonders für das Gehirn eine permanente Bedrohung.

Erstaunlicherweise erzielt das menschliche Gehirn auf bestimmten Gebieten Spitzenleistungen erst um das 53. Lebensjahr herum, während der übrige Körper bereits ab dem frühen Erwachsenenalter kontinuierlich abbaut.

Eine ermunternde Tatsache, die jedoch im öffentlichen Bewusstsein keine große Rolle spielt. Die Aufmerksamkeit richtet sich vielmehr auf ein wachsendes Problem: die Defizite in kognitiven, emotionalen und sozialen Fähigkeiten bei einem immer größeren Prozentsatz der alternden Bevölkerung. Bis zu sechs Prozent der 75-Jährigen leben mit einer diagnostizierbaren Erkrankung des Gehirns.

Graue Zellen hungern nach Sauerstoff und Glukose

Blut ist der wichtigste Stoff für das Gehirn. Aber knapp darauf folgen einige Dutzend hochwertiger Substanzen: Unsere tatsächlich grauen Zellen hungern ständig insbesondere nach Sauerstoff, nach Glukosemolekülen und nach hochwertigen Nährstoffen, die sie benötigen, um geistige Flexibilität und hohes Konzentrationsvermögen den ganzen Tag über zu erhalten. Und zunehmend verdeutlichen Erkenntnisse der Chronobiologie, welch immense Leistungen das Gehirn auch nachts vollbringt.

Neueste Forschungsergebnisse alarmieren: Das älter werdende Gehirn benötigt mehr Energie für weniger Leistung. Zum Glück identifiziert die Wissenschaft immer mehr biochemische Stoffe, die unsere kognitiven Funktionen wach halten. Besonders das junge Feld der Neuroimmunologie hat durch Gewebeuntersuchungen Erstaunliches zutage gebracht: Einige Veränderungen des Gehirns sind das Ergebnis von Zellschädigungen, die durch freie Radikale verursacht werden - instabile Moleküle, die auf Sauerstoffteilchen reagieren. Dabei kommt es zur Oxidation des Zellgewebes, vergleichbar dem Rosten von Metall.

Unser Gehirn ist abhängig von Netzwerken aus Nervenzellen oder Neuronen, die sehr anfällig für oxidative Schäden sind. Das mag im ersten Augenblick nachdenklich stimmen. Doch sobald erkannt wird, was Schäden verursacht, ist es leichter, Lösungen zu finden; das ist die treibende Kraft hinter dem wachsenden Interesse an Antioxidantien. Bestimmte Nährstoffe bekämpfen freie Radikale und retten die Zellgesundheit im ganzen Körper. Im Gehirn können sie außerdem in der Verhütung und Bekämpfung neurodegenerativer Erkrankungen eine Rolle spielen.

Jedes Jahr im März berichten Forschungsgruppen rund um den Globus im Rahmen der „Brain Awareness Week" über neue Antworten auf brennende Fragen: Wie erlebt unser Gehirn das Altern? Wie verändert sich die Effektivität der Neurotransmitter? Was führt so häufig zum Verfall in späten Jahren? Und wie können die Altersdefizite ausgeglichen werden?

Neurotransmitter als Staffelläufer

Neuronen im gesamten Körper informieren kontinuierlich das Gehirn und leiten seine Reaktionen zurück zu den Organen. Feste Muster aus elektrischen und chemischen Signalen bewegen sich zwischen den Milliarden Nervenzellen des Gehirns, der Muskeln, der Drüsen und unserer Organe. Jeder Impuls beginnt als schwacher Stromstoß. Sobald eine Nervenzelle angeregt wird, werden Gehirn-Botenstoffe freigesetzt. Sie tragen wie Staffelläufer Informationen von einem Neuron zum anderen. Diese Neurotransmitter erreichen über die Blutbahn die anvisierte Empfänger-Nervenzelle und docken an Schaltstellen auf ihrer Oberfläche an. Wer sein Gehirn nicht gerade ernsthaft fordert, hat vier Alters-Risiken gegen sich: Die Zahl der grauen Zellen schrumpft. Die Großhirnrinde wird dünner. Weiße Gehirn-Substanz nimmt ab. Weniger Neurotransmitter werden gebildet.

Parallel zu den erstaunlichen Erkenntnissen spezieller Altersprobleme des Gehirns machen Wissenschaftler aber auch erfreuliche Entdeckungen. Einige Veränderungen können durch die Zufuhr bestimmter hochwertiger Nährstoffe wie Pflanzenextrakte, Vitamine oder Spurenelemente deutlich gebessert werden. Für anregende Wirkungen auf die neuronalen Strukturen empfiehlt sich die Einnahme bestimmter Substanzen am Morgen; dem Ziel der Regeneration dient die Verabreichung zum Abend hin.

Mehr Aktivität im Kopf

Antioxidative Vitamine und Enzyme verstärken die zerebrale Blutzirkulation und schaffen auch energetische Voraussetzungen für die Abspeicherung von Informationen im Langzeitgedächtnis. Ein Beispiel für viele: Phosphatidylserin ist ein essenzieller Fettbestandteil aller Zellmembranen und hat besonders bei der Freisetzung von Neurotransmittern und bei der Reizübertragung zwischen den Nervenzellen eine bedeutsame Funktion. Aus Kohl- oder Sojapflanzen ist diese Substanz einfach zu gewinnen; ihr relativer Mangel im Alter ist eine häufige Ursache für verminderte Denkleistung, verringerte Merkfähigkeit und depressive Verstimmungen.

DIE GRÜNE APOTHEKE

FÜR MORGENS

Vinpocetin	Cholin (Bitartrat)	NADH
Inositol	DMAE	Coenzym Q-10
(Hexanicotinat)	Huperzin A	Schwarzer-Pfeffer-
Inositol	Vitamin E	Extrakt
(Hexaphosphat)		

FÜR ABENDS

Vitamin B1	Ginkgo-biloba-	Panax-ginseng-
Vitamin B2	Extrakt	Extrakt
Vitamin B12	Acetyl-L-Carnitin	Schwarzer-Pfeffer-
Folsäure	Phosphatidylserin	Extrakt
Pantothensäure		

Energie und Burn-out[17]

Zum Ausgleich von Schwäche und für den Schutz vor Burn-out können bestimmte Phytostoffe die Energieleistung erhöhen - direkt in
den Kraftwerken der Zellen.

Jeder fünfte Erwachsene in Großbritannien fühlt sich vorüberge-
hend ausgebrannt, jeder zehnte ist anhaltend erschöpft, hat das
Royal College of Psychiatrists ermittelt. Schleichend wurde in
unserer Gesellschaft Burn-out zum geflügelten Wort, als ein inne-
res Ausbrennen der menschlichen Kräfte. Das Münchner Institut

für lösungsorientiertes Denken nennt auf seiner Website bis zu dreizehn Millionen Arbeitnehmer in Deutschland als möglicherweise betroffen. Längst ist Burn-out nicht mehr auf das Berufsleben beschränkt, sondern auch an den Schulen und in den Familien ein wachsendes Problem.

Das selbstsüchtige Gehirn

Müdigkeit definiert sich als reduzierte Fähigkeit, eine körperliche oder geistige Leistung über einen bestimmten Zeitraum zu erbringen. Für beide Anstrengungen, körperlich und geistig, wird Energie benötigt. Nach der These vom „selbstsüchtigen Gehirn" besteht um diese Energie ein Dauerkonflikt im Körper.

Wenn Menschen hungern, zeigt sich ein interessantes Phänomen: Das Volumen des Gehirns nimmt kaum ab, auch wenn der Körper nur noch aus Haut und Knochen besteht.

Die weiße und graue Masse der Neuronen macht zwei Prozent unseres Gewichtes aus und beansprucht um die 50, bei hohen Anforderungen bis zu 90 Prozent unseres täglichen Glukosebedarfs. Die Weichen dafür werden von den Hormonen gestellt, die uns unter Stress steuern: Adrenalin und Cortisol. Während dem Gehirn bei Symptomen wie Herzrasen, Schwitzen und Angst mehr Energie zufließt, brechen die Energiesysteme in den übrigen Organen ein.

Der Organismus produziert seine Energie nicht in einem speziellen Kraftorgan, sondern in jeder einzelnen unserer schätzungsweise 70.000 bis 100.000 Milliarden Zellen. Zentrales Element der Lebenskrafterzeugung sind dort die so genannten Mitochondrien.

Sobald Mitochondrien nicht mehr voll funktionsfähig sind, schmälert das nicht nur die tatsächlich zur Verfügung stehende Energie, es fehlen den Zellen auch wichtige Partner für ihre vielfältigen Aufgaben. Ob hier ein Zusammenhang mit der chronischen Burn-out-Erschöpfung von Millionen Jugendlichen und Erwachsenen besteht, ist nicht zur Gänze erforscht - die Mehrzahl der rund zehntausend Stress-Studien weist jedoch in diese Richtung.

Die Hauptaufgabe des Mikrokraftwerks in jeder einzelnen Zelle ist die Herstellung von Energie durch chemische Reaktionen. In ihnen werden Fettsäuren und Glukose in eine brauchbare und transportable Energieform aus Phosphaten der Nukleinsäure, abgekürzt ATP, umgewandelt. Unter normalen Bedingungen stehen dem gesunden Organismus in jedem Augenblick rund 250 Gramm dieser Energie zur Verfügung - im Laufe des Tages erzeugt der Körper eine Menge, die seinem Gesamtgewicht entspricht. Das Rohmaterial zur Herstellung von ATP stammt aus der Nahrung.

IM ROMAN „DER SPION, DER AUS DER KÄLTE KAM" VON 1963 BEZEICHNETE JOHN LE CARRÉ SEINE HAUPTFIGUR ALEC LEAMAS ALS „AUSGEBRANNT".

Eine besonders wichtige Schutzfunktion vor einem Absturz der Energieproduktion ist die Neuentstehung von mitochondrialem Gewebe. Bestimmte Phytostoffe und andere biochemische Verbindungen begünstigen diesen Vorgang. Die gleichen Zellkraftwerke sind außerdem unerlässlich bei der Herstellung bestimmter Blutbestandteile, bei der Produktion entscheidender Hormone wie Östrogene und Testosteron, für den Stoffwechsel von Gehirnbotenstoffen und beim Umgang mit Fettmolekülen in der Nahrung.

In zwei Zyklen zu neuer Kraft

Kraftlosigkeit kann von mangelndem Schlaf, schlechter Ernährung, körperlicher und seelischer Überbeanspruchung sowie von medizinischen Behandlungen und Eingriffen herrühren. Geholfen wird dem entkräfteten Organismus in zwei Zyklen. In der ersten Tageshälfte wird die Nahrung durch natürliche Substanzen ergänzt, die zur Energiegewinnung beitragen. Das geschieht entweder durch Verbesserung der Fettverwertung oder, indem sie selbst als eine Art Brennstoff die Oxidation unterstützen.

Die chronobiologische Unterstützung der Vorgänge direkt in der Zelle durch tageszeitlich korrekte Einnahme bestimmter bioaktiver Substanzen kann die negativen Folgen von Energiemangel in jeder Form abschwächen.

Bei allen medizinisch unterstützten Anstrengungen, den Körper mit frischer Kraft zu versorgen, denkt man in erster Linie an die kontrollierte Zufuhr des Coenzyms NADH in einer hohen Bioverfügbarkeit: Es ist ein Schlüssel-Molekül in der Gewinnung von ATP. Die empfohlene Verabreichungszeit ist der Morgen, ergänzt von den Morgen-Vitaminen B6, C und E.

Diese Verstärkung der Energiegewinnung - gedacht als natürliche Gegenmaßnahme - erhöht jedoch, durch den vermehrt eingesetzten Sauerstoff, gleichzeitig das Risiko der Oxidation. Ein anhaltend geschwächter Körper ist Schäden durch diesen oxidativen Stress zudem stärker ausgesetzt. In jeder intelligenten Anti-Burn-out-Maßnahme steht deshalb während der nächtlichen Regenerationsphase der Schutz der Organe vor freien Sauerstoff-Radikalen im Fokus.

Die zielgerichtete Nahrungsergänzung führt deshalb Fettsäuren der Omega-3-Gruppe und Phytostoffe wie Ginkgo biloba zu sowie die Hauptwirksubstanzen der Rotweinmedizin, Resveratrol und Quercetin.

DIE GRÜNE APOTHEKE

FÜR MORGENS

NADH	Vitamin C	Vitamin B6
L-Carnitin	Vitamin E (Tocotriol)	Omega-3 (EPA, DHA)
L-Arginin		

FÜR ABENDS

Q-10	Ginkgo-biloba-	Vitamin B1
Glutathion	Extrakt	Vitamin B2
Quercetin	Zink	Vitamin B12
Resveratrol	Biotin (1 %)	Omega-3 (EPA, DHA)

Verbreitetes Leiden Depression[18]

Das komplexe Zusammenspiel der Gehirn-Botenstoffe, die unsere Gefühle steuern, kann durch die intelligente Gabe von Phytostoffen erstaunlich verbessert werden.

Es ist ein Botenstoff, auf den in Bezug auf Depression immer häufiger verwiesen wird: Serotonin. Betroffene leiden vor allem an einer Funktionsstörung ihres Serotoninsystems. Sie wirkt sich gleichzeitig im ganzen Körper aus, sowohl auf die Psyche als auch auf eine Reihe von Organen.

Serotonin ist im Organismus weit verbreitet und wird in vielen körperlichen Funktionen benötigt. Im zentralen Nervensystem, also im Gehirn, wirken nur etwa fünf Prozent des Serotoninvolumens im Körper. Dennoch gilt es als Glückshormon, weil es wesentlich für die Stimmung verantwortlich ist.

Außerhalb des Gehirns hilft Serotonin zum Beispiel als Schutz vor aufputschender Hormonausschüttung, bei der Regeneration von Leber und Bauchspeicheldrüse, bei der Insulinausschüttung und der Blutgerinnung. Serotonin steuert den Anspannungszustand von Gefäßen - mit weitreichenden Auswirkungen, von Migräne bis zu Herzproblemen. Ein niedriger Serotoninspiegel wird als Störfaktor bei Darmproblemen wie Obstipation oder Durchfall angeführt, häufige Begleiter von Depression. Auch die Bildung des Schlafhormons Melatonin steht unter Serotonineinfluss.

Unterschiedliche Faktoren können den natürlichen Serotonin-Haushalt stören: ein Mangel an Hormonen oder Vitaminen, chronischer Stress und emotionale Extrembelastungen, Entzündungsprozesse, genetische Prägungen oder eine generelle altersbedingte Abnahme der Serotonin-Aktivität. Stimmung, Gefühle, Schlaf oder Appetit werden durch ein komplexes Zusammenspiel von Neurotransmittern erzeugt. Immer stärker werden dabei chronobiologische Zusammenhänge erkannt, ein regelmäßiges Auf und Ab im Lauf des 24-Stunden-Tages.

Unregulierte Gefühlsimpulse

Serotonin wird aus Tryptophan gebildet und ist vor allem in drei Bereichen nachweisbar: im Gehirn, in Blutplättchen und in den Schleimhäuten des Verdauungstrakts. Erst seit rund zehn Jahren weiß die Wissenschaft genau, dass in diesem Kontext die wichtigste Ursache für Depression zu finden ist. Das Gehirn empfängt einen Reiz; nun sollte das Serotonin-System ihn beurteilen, einstufen und mit anderen Impulsen synchronisieren oder in Balance bringen. Bei Serotonin-Mangel erfolgt diese Reaktion nur abgeschwächt, schwerfällig oder gar nicht. Aus dem Reiz wird ein nicht regulierter Gefühlsimpuls, meist nach oben schießend. Diese Übertreibung betrifft in der Regel unsere düsteren Empfindungen: Trauer, innere Leere, Hoffnungslosigkeit, Desinteresse ufern aus; Ängste und Antriebsschwäche gewinnen die Oberhand.

Depression in einer behandlungsbedürftigen Intensität trifft im Laufe des Lebens etwa jeden achten bis zehnten Menschen. Betroffene können neben psychologischen Faktoren unter zahlreichen körperlichen Symptomen leiden. Müdigkeit oder Schlaflosigkeit, Muskelschmerzen, chronische entzündliche Erkrankungen, gewisse Formen von Kopfschmerz - selbst Fieber oder Reizdarmsymptome zählen zu den Erscheinungen des depressiven Krankheitsbildes.

Eine Besserung unter modernsten Gesichtspunkten ist vor allem dank neuer Erkenntnisse aus der Chronobiologie möglich. Anhebungen des Serotoninspiegels gelingen bei tageszeitlich korrekter Versorgung für bis zu zwanzig Stunden. Serotonin kann jedoch nicht direkt dem Gehirn zugeführt werden, es würde zuvor bereits im Körper abgebaut werden. Stattdessen werden zwei Vorstufen verabreicht.

Das erste Mittel der Wahl ist die Aminosäure 5-Hydroxytryptophan (5-HTP). Es ist die Hauptsubstanz im Samen der westafrikanischen Heilpflanze Griffonia simplicifolia. Als zweite Vorstufe wird L-Tryptophan zugeführt. Das ist eine Aminosäure, die in Sojabohnen, in Hafermehl und vielen anderen pflanzlichen Eiweißen enthalten ist. Die eine Substanz ist schnell wirksam, die andere langsam agierend. Gemeinsam fungieren sie als erstaunlich effektive Bausteine: Die Einnahme dieser Naturstoffe stimuliert die Serotonin-Synthese im Gewebe des zentralen Nervensystems.

DIE GRÜNE APOTHEKE

FÜR MORGENS / BEI BEDARF AUCH MITTAGS

L-Tryptophan	Vitamin B3
5-HTP	Vitamin B6

Gesundheitsfaktor Schlaf[19]

Das Schlafhormon vermittelt den inneren Zeitzustand und schaltet die Organe vom Tages- auf den Nachtbetrieb. Älteren Menschen mangelt es oft an dieser Hauptsubstanz der Chronobiologie.

Erst vor etwa sechzig Jahren isolierte der Dermatologe Dr. Aaron Lerner an der Universität von Yale aus der Zirbeldrüse eines Rindes einen Botenstoff, mit dem die Organe zentral aus dem Gehirn über die aktuelle Tageszeit und die jeweilige Jahreszeit informiert werden. Er nannte ihn Melatonin.

Heute wissen wir: Es handelt sich um das älteste Hormon der Evolutionsgeschichte, und es erfüllt in jedem Lebewesen, ob Pflanze, Tier oder Mensch, die gleiche Funktion als Mutterhormon der Chronobiologie.

Das menschliche Gehirn gibt Melatonin während des ganzen Tages in geringer Menge ins Blut ab. Beim Übergang zur Dunkelheit steigen im gesund reagierenden Körper die Werte dieses Hormons steil an, auf etwa das Acht- bis Zehnfache. Mit diesem Signal schalten unsere inneren Uhren den Organismus auf natürlichen Schlafmodus und bei Tagesanbruch, durch das Verschwinden der Information aus dem Blut, wieder auf Aktivität. Die Melatonin-Botschaft stellt Körperfunktionen ruhig und verschafft den meisten Organen eine Erholungspause.

Im älteren Organismus wird diese Hormoninformation um einige Stunden nach hinten verschoben und nur für sehr kurze Zeit produziert. Die biologisch wirkende Nacht ist plötzlich sehr viel kürzer. Zusätzlich ergibt sich ein Problem: Der Anstieg erreicht häufig höchstens nur noch das Doppelte des Tageswertes. Diese geringe Differenz ist bei vielen Personen zu schwach, um von den Organen überhaupt nachhaltig verstanden zu werden.

In solchen Fällen fehlt jedoch nicht allein die echte Nachtruhe. Das Schlafhormon ist eine Multi-Funktions-Substanz: Ihr faszinierendster Effekt ist die nächtliche Absenkung der Körpertemperatur. Der natürlich unterkühlte Organismus entgiftet wirksamer und altert langsamer. Melatonin zügelt auch das Stresshormon Adrenalin - hilfreich, wenn vor dem Einschlafen im Bett noch Probleme gewälzt werden. Dazu kommen noch hocheffektive antioxidative Eigenschaften.

Gezielte Nachahmungen des natürlichen Hormonverlaufs durch eine individuell bemessene Ergänzung verbessern vielfältig die Lebensqualität: Erholsamer Schlaf ist nur eines der Ergebnisse. Melatonin stimuliert außerdem die Aktivität bestimmter Zellgruppen, auch solcher zur Beseitigung von Krankheitserregern. Die Wirkung freier Sauerstoff-Radikale wird dadurch stark eingeschränkt.

Bis vor wenigen Jahren konnte dieses Wissen nicht zur vollen Zufriedenheit genutzt werden. Zugeführtes Melatonin eignet sich zwar als Einschlafhilfe, besitzt jedoch eine Effektivität von vielleicht einer halben Stunde. Als Durchschlafhilfe muss das Schlafhormon durchgehend absorbiert werden. Chronomediziner entwickelten daher ein zweifach wirkendes Melatoninpräparat, das die Substanz nach der Einnahme in zwei Stufen freisetzt - in der Einschlafphase schnell, in der Durchschlafphase langsam bis in die Morgenstunden. So entfaltet das Melatonin seine Dreifachwirkung: in Einschlaferleichterung, Schlafqualitätssteigerung und Durchschlafstabilisierung.

DIE GRÜNE APOTHEKE
FÜR ABENDS

Melatonin (verschreibungspflichtig)

5.2
Stoffwechsel und Zellregulation

Volkskrankheit Diabetes[20]

Auch der Glukosestoffwechsel wird chronobiologisch reguliert. Das wirkt auf den Blutzuckerspiegel, aktiviert die Insulinwirkung und fördert die Fettverbrennung.

Die Zuckerkrankheit ist eine krankhafte Reaktion auf Kohlenhydratmoleküle in unserem Blut. Aus ihnen besteht in der Regel ein beträchtlicher Teil unserer Nahrung. In dieser Glukose, Fruktose oder Stärke speichern Pflanzen ihre mit Hilfe der Sonne erzeugte Energie - wir machen daraus in Verbindung mit Sauerstoff die für uns notwendigste Bio-Kraft.

Erschwerte Verarbeitung

Glukose, benannt nach dem altgriechischen Wort „glykys" für süß, Kohlenhydrate, Saccharide - alle diese zuckerartigen Ausgangsstoffe können innerhalb unserer Zellen in Verbindung mit Sauerstoff, also durch Oxidation, für uns nutzbar gemacht werden. Diese Umwandlung von Nahrung wird als Stoffwechsel bezeichnet. Diabetes mellitus ist ein Zustand, in dem der Körper Mühe hat, mittels solcher Mechanismen Kraft aus Nahrung zu gewinnen. Normalerweise wird der Betriebsstoff nach Bedarf aus dem Blut übernommen; bei

Millionen Menschen verschließen sich Milliarden Zellen mehr oder weniger diesem Prozess. Die Gründe können sehr unterschiedlich sein, aber die Auswirkungen sind die gleichen.

Zuckermoleküle verbleiben im Blutkreislauf und fließen ziellos durch den Körper, anstatt Zellen, Gefäße und Organe ausreichend zu ernähren. Der Organismus stemmt sich massiv gegen die Unterversorgung und leitet Gegenmaßnahmen ein: Er verstärkt zum Beispiel die damit befassten speziellen Hormone, er erhöht die Zuckerdosierung im Blutstrom oder auch beides zugleich. Bluthochdruck und eine schwere Fettstoffwechselstörung sind die Folgen: Vorgänge, die unter dem Stichwort Metabolisches Syndrom zusammengefasst werden und auch Gefäßschäden und Durchblutungsstörungen bewirken.

Zuviel Zucker im Blut

Das flüssige Organ Blut ist ein hochsensibler, überaus wichtiger Partner unserer Gesundheit. Jede Beeinträchtigung, wo auch immer im Körper, kann schwerwiegende Folgen haben. Das Blut transportiert Sauerstoff aus der Lunge und Nährstoffe aus dem Darm - neben Kohlenhydraten auch Eiweiß und Fett - zu den Zellen, es führt Schlackenstoffe zur Ausscheidung in die Lungen und Nieren, es enthält Stoffe und Zellen, die Krankheitserreger und Gifte neutralisieren, und es vermittelt die Wirkung hunderter Hormone, Botenstoffe und Neurotransmitter.

Am Morgen, ehe wir frühstücken, haben wir in unseren rund fünf bis sieben Litern Blut normalerweise eine sehr kleine Menge an Zuckermolekülen - vielleicht sechs Gramm. Doch sind es nur ein oder zwei Gramm mehr, erlebt der Organismus bereits eine schwere Krise - so genannten „glykämischen Stress".

Wachsende Zahlen

Die Zuckerkrankheit ist auf lange Sicht ein zerstörerisches, oft lebensbedrohendes Leiden. Die Epidemiologie des Diabetes in Deutschland wird im oben erwähnten „Deutschen Gesundheitsbericht Diabetes 2014"[21] eher vorsichtig geschätzt: Mehr als vier, bis zu fünf Millionen Erwachsene leben mit der Diagnose Zuckerkrankheit, während sich weitere ein bis zwei Millionen Menschen ihrer Erkrankung nicht bewusst und ohne Behandlung sind (siehe auch Kapitel 3.3). Unter Älteren nimmt die Erkrankung besonders stark zu. In den Patientendaten der AOK finden sich folgende Zahlen: bei den Vierzig-

DIE NEW YORK TIMES SCHOCKTE 2005 DIE NATION MIT DIESER MELDUNG: INNERHALB EINES JAHRES VERLOREN IN DEN USA MEHR MENSCHEN EINE GLIEDMASSE DURCH ZUCKERKRANKHEIT ALS ALLE AMERIKANISCHEN SOLDATEN ZUSAMMEN DURCH KAMPFHANDLUNGEN IN VIETNAM.

jährigen etwa 4 Prozent, bei Sechzigjährigen etwa 10 Prozent, und in der Altersklasse über sechzig Jahre zwischen 18 und 28 Prozent Diabetiker. Während andere Bedrohungen wie Herzleiden oder Krebs stabil oder sogar rückläufig sind, ist Diabetes ein wachsendes Problem.[22]

Betroffene erleben ein Chaos an Komplikationen, die buchstäblich jedes Organ treffen können. Unbemerkt werden durch das Absterben von Zellen, durch die Zunahme von Entzündungsprozessen und aus anderen Ursachen das Augenlicht bedroht oder die Funktionen der Nerven und Nieren gefährdet. Zehen, Füße und Beine erleiden dramatische Durchblutungsstörungen. Herzen bewältigen ihre Aufgabe nur fehlerhaft.

Bei Gesunden hilft das Hormon Insulin dabei, Glukose in die Zellen zu manövrieren. Diabetes liegt ebenfalls vor, wenn die Bauchspeicheldrüse nicht genügend Insulin produziert oder ein in Jahren überforderter Aufnahme-Mechanismus der einzelnen Zellen dieses Hormon nicht wie vorgesehen nutzt. Diese Zellen entwickeln eine Insulin-Resistenz - während dadurch immer mehr Glukose im Blut verbleibt, verhungert Gewebe und stirbt ab. Die Auswirkungen zeigen sich im gesamten Organismus: Beispielsweise wird die Leber, der eine wichtige Rolle in der Verarbeitung der Zuckermoleküle in der Nahrung zufällt, durch eine Zuckerkrankheit schwer in Mitleidenschaft gezogen. Gemeinsam mit den Nieren steuert sie den Stoffwechsel des Zuckers, aber auch der Fettsäuren und Blutfette. Während des Diabetesleidens erleben diese metabolischen Vorgänge erhebliche Veränderungen und Verschlechterungen.

Allein das Risiko eines Schlaganfalls ist durch Diabetes um das Zwei- bis Dreifache erhöht. Erkrankungen der Herzkranzgefäße enden dreieinhalb Mal so häufig tödlich. Grippe und Lungenentzündung sind gefährlicher. Das Nervensystem wird geschädigt; selbst kleinste Beinverletzungen können zu Wundbrand und Fäulnis führen, weil der Betroffene nichts spürt. Diabetes erhöht darüber hinaus die Gefahr von Schwangerschaftsproblemen und Impotenz.

Für Diabetes und seine Folgekrankheiten wird von unserem Gesundheitssystem bereits fast so viel ausgegeben wie für alle Tumorfälle insgesamt. In der öffentlichen Wahrnehmung ist diese

Entwicklung jedoch noch nicht angekommen. Dabei scheint eine Lösung auf breiter Front greifbar: Durch weniger Kohlenhydrate, insgesamt weniger Kalorien und mehr Bewegung kann Diabetes mellitus verzögert oder möglicherweise völlig verhindert werden.

Wodurch der Stoffwechsel entgleist

Die drei Hauptakteure sind das Erbgut, aktuell im Körper wirkende Hormone und unser Lebensstil, der auf beide einwirkt. Viele auslösende oder verstärkende Faktoren werden übersehen oder bagatellisiert. Enthält unser Essen nicht ausreichend antioxidative Moleküle, werden aggressive Sauerstoff-Radikale auf Dauer einzelne Zellen und komplette Strukturen schädigen. Das reduziert deren Fähigkeit, wie vorgesehen Glukose aus dem Blut aufzunehmen und zu verarbeiten. Und oxidativer Stress erhöht mit seiner Zerstörungswut die Dynamik der Erkrankung.

Während wir ohne Sauerstoff nicht existieren können, ist dieses sehr reaktionsfähige Element in der Gestalt freier Radikale bedrohlich für uns. Um sich zu schützen, produziert der Organismus eine Reihe von wasser- oder fettlöslichen Substanzen mit antioxidativer Wirkung. Als weitere Schutzmaßnahme entstehen Enzyme zur Reparatur von angegriffenen Eiweißen, Fetten und den Trägern der Erbmasse, der DNA. Obwohl der Körper normalerweise auf größere Gefahren kurzzeitig durch stärkere Gegenmaßnahmen reagieren kann, entwickeln sich der oxidative und der glykämische Stress häufig unaufhaltsam weiter.

In jüngster Zeit werden diese Zellzerstörungen in einem Zusammenhang mit einem großen Umfang an degenerativen Prozessen,

Erkrankungen und Syndromen gesehen. Die Liste der Schäden wird länger und länger: Zellveränderungen, Krebs, Arteriosklerose, Herz-Kreislauf-Leiden, Schlaganfall, Durchblutungsstörungen, Entzündungsprozesse wie Arthritis, Rheuma, Diabetes, Erkrankungen des Auges wie Grauer Star, Schädigungen des zentralen Nervensystems, Parkinson, Alzheimer und möglicherweise Alterserscheinungen generell.

Solche Belastungsprozesse werden gefördert, vielleicht sogar ausgelöst durch pro-oxidative und pro-diabetische Stoffe aus der Umwelt, durch bestimmte Medikamente und durch Nahrungsmittel. Umgekehrt können pflanzliche und andere natürliche Substanzen die körpereigenen Schutzsysteme gegenüber diesen aggressiven Molekülen verstärken. An vorderster Front sind das die wirksamsten anti-diabetischen Phytostoffe.

Die Sensibilität der Zellen stärken

Medikamentöse Hilfe wird ständig verbessert. Gerade die Chronobiologie macht Fortschritte dabei, den Blutzuckerspiegel mit pflanzlichen Molekülen optimal den Bedürfnissen anzupassen. Diese ausgewählten Phytostoffe stärken die Sensibilität der Zellen für das Hormon Insulin, wodurch der Glukose-Spiegel im Blut stabil bleibt. Weitere positive Nebeneffekte sind Steigerung der Energie, leichte Gewichtsabnahme und Verbesserung der Sehkraft - alles Faktoren, die eng im Zusammenhang mit Diabetes stehen.

An die 1.200 Pflanzen auf allen Erdteilen wurden bereits zur Behandlung der Zuckerkrankheit verwendet oder wegen ihrer anti-diabetischen Potenziale in wissenschaftlichen Tests erprobt. Die meisten enthalten bioaktive sekundäre Pflanzenstoffe der Kategorien Glykoside, Alkaloide, Terpenoide, Flavonoide oder Carotinoide.

Der wichtigste Effekt ist ihre Fähigkeit, durch unterschiedliche Eigenschaften den Blutzuckerspiegel abzusenken. Fast 180 Arten aus 84 Pflanzenfamilien stehen seit Jahren im Zentrum der Forschung, hauptsächlich weil sie in alten Schriften gepriesen oder traditionell in den Volksmedizinen der Welt gegen die Zuckerkrankheit eingesetzt werden.

Etwa zwei Dutzend dieser Heilpflanzen oder ihrer Extrakte haben inzwischen im Kampf gegen Diabetes ihre feste Rolle - zur Vorbeugung im prä-diabetischen Zustand, zur Unterstützung einer medikamentösen Behandlung und zur Verbesserung der Lebensqualität von Menschen mit bestehendem Diabetes.

Diese Informationen können den Ratschlag oder die Vorgaben der Ärztin oder des Arztes bestenfalls ergänzen und vertiefen. Für Menschen, die ein Medikament gegen Diabetes mellitus einnehmen, gilt bei allen weiteren Maßnahmen ganz besonders die dringende Empfehlung einer Rücksprache mit den betreuenden Therapeuten.

Veränderungen der individuellen Ernährung, etwa eine Reduzierung um 300 bis 500 Kalorien pro Tag, oder ein größeres Ausmaß körperlicher Aktivitäten können Anlass sein, die medikamentöse Versorgung an die verbesserten Kriterien anzupassen und möglicherweise zu reduzieren.

🌿

DIE GRÜNE APOTHEKE

FÜR MORGENS

Banabablätter-Extrakt	Chrom	Vitamin E
Gymnema-sylvestre-Extrakt	Bittermelonen-Extrakt	Vanadyl-Sulfat
Alpha-Liponsäure	Vitamin C	N-Acetyl-L-Cystein
		Curcumin

FÜR ABENDS

Banabablätter-Extrakt	Gymnema-sylvestre-Extrakt	Biotin
Alpha-Liponsäure	L-Carnitin	Enzym-Komplex
		Magnesium

Tückischer Prä-Diabetes[23]

Wer seinen Stoffwechsel mit Substanzen aus der grünen Apotheke unterstützt, kann damit auch seinen Blutzuckerspiegel im gesunden Bereich halten. Der Trick ist, die Wirkung des körpereigenen Insulins zu verstärken.

Auf einen Patienten mit Zuckerkrankheit kommen wie oben erwähnt in Deutschland heute zwei Menschen, die von der Medizin als prä-diabetisch eingestuft werden. Ihr erhöhter Blutzuckerspiegel wird zur Krankheit, wenn sie ihr Leben nicht bewusst ändern.

Das Fatale daran: Erhöhter Zucker kann im Urin erst nachgewiesen werden, wenn der Diabetes schon da ist. Ein Zuviel an Glukose wird von den Nieren nämlich erst ab einer bestimmten Menge ausgeschieden, sozusagen als Notfallmaßnahme. An der Hilfe durch Medikamente forscht man jedoch ebenso laufend wie an Mitteln zur Vorsorge für alle von der tückischen Krankheit Prä-Diabetes betroffenen Personen.

Wie kann verhindert werden, dass Menschen mit prä-diabetischen Risiken tatsächlich zuckerkrank werden?

Diese interessante Frage beantworteten Wissenschaftler in einer Arbeit, die im Mai 2012 von der Fachzeitschrift „Diabetes Care" veröffentlicht wurde: In einer Studie in Thailand erhielten Erwachsene mit Prä-Diabetes täglich 250 Milligramm des Phytostoffes Curcumin, der seit Langem als stark entzündungshemmend und antioxidativ bekannnt ist. Eine Kontrollgruppe bekam ein Scheinpräparat.

Am Ende wies kein einziger der 121 Teilnehmer aus der Curcumin-Gruppe signifikante Verschlechterungen auf oder wurde gar zuckerkrank. Bei 16 Prozent der Personen aus der nicht behandelten Gruppe hatten sich hingegen die Blutzuckerwerte weiter verschlechtert. Kommentar auf der Webseite der American Diabetes Association zu diesen Ergebnissen: „Diese Studie demonstriert, dass ein Curcumin-Einsatz in einer Prä-Diabetes-Population hilfreich sein kann."

DIE GRÜNE APOTHEKE
FÜR MORGENS

Banabablätter-	Chrom	Vitamin E
Extrakt	Bittermelonen-	Vanadyl-Sulfat
Gymnema-sylvestre-	Extrakt	N-Acetyl-L-Cystein
Extrakt	Vitamin C	Curcumin
Alpha-Liponsäure		

FÜR ABENDS

Banabablätter-	Gymnema-sylvestre-	Biotin
Extrakt	Extrakt	Enzym-Komplex
Alpha-Liponsäure	L-Carnitin	Magnesium

Gewichtsmanagement[24]

Phytostoffe verlangsamen die Absorption von Nährstoffen, erhöhen die Thermogenese und lösen Fett. So unterstützen sie auf natürliche Weise die Rückkehr zum Normalgewicht.

Wer sein Körpergewicht in normale Bahnen lenken möchte, hat auf lange Sicht zwei Optionen: die Aufnahme von Kalorien reduzieren oder die Verbrennung von Kalorien erhöhen - am besten eine Kombination davon. Die schlechte Nachricht: Beides widerstrebt einem Grundgesetz der Evolution.

Sogar schlanke Menschen horten Energie für zwei bis drei Monate in eigens dafür entwickelten Zellen. Bei Übergewichtigen würde diese Reserve oft für ein ganzes Jahr und länger reichen. Weil Fett so wichtig fürs Überleben ist, wurde seine Umwandlung in Energie von der Evolution perfektioniert und zugleich streng limitiert. Vorrang hat nicht der Verbrauch, sondern die Speicherung.

Der Körper als Speichersystem

Zwei von drei Erwachsenen haben im Laufe ihres Lebens mit deutlichem Übergewicht zu kämpfen. Wissenschaftler ordnen das individuelle Körpergewicht in der Regel unter vier Attributen ein: normal, untergewichtig, übergewichtig und fettleibig. Ab der Lebensmitte und danach kämpfen viele Menschen vergeblich gegen Fettpölsterchen; vermutlich braucht ihr Körper 200 Kalorien täglich weniger als zwei Jahrzehnte zuvor.

Mit jedem Lebensjahr teilen sich die Körperzellen langsamer. Der Organismus wird insgesamt genügsamer, die vorhandene Energie deckt einen immer längeren Zeitraum ab. Das setzt eine schleichende Gewichtszunahme in Gang. Denn die Evolution hat unseren Organismus als Speichersystem angelegt.

Gespeichert werden auch Abfallprodukte des Stoffwechsels. Auf die häufigsten Ernährungsverstöße - Weißmehl, fette Speisen, Süßigkeiten, Alkohol - reagiert der Körper mit dem verstärkten Einsatz von Säuren. Sie werden als Salze im Bindegewebe eingelagert und erschweren die natürliche Umwandlung der Nahrung und damit auch den normalen Fettabbau. Mehr noch: Diese Schlackenstoffe erhöhen die Fetteinlagerung durch eine elektrische Positivladung, denn sie saugen jedes Fettmolekül aus dem Blut und nehmen es auf. Aus einzelnen Zellen bilden sich unaufhörlich wachsende Fettdepots.

Übergewicht erhöht zwar die Wahrscheinlichkeit, an Krebs, Diabetes oder einem Herzleiden zu erkranken. Gleichzeitig bleiben Betroffene, statistisch gesehen, stärker von Alzheimer, Parkinson, Infektionen und Lungenerkrankungen verschont. Unter dem Strich bedeutet das eine minimal höhere Lebenserwartung. Das ist jedoch keine Entwarnung - allzu hohes Gewicht beeinträchtigt erheblich die Lebensqualität.

Die Reduzierung ist kein leichtes Unterfangen. Ein Weg führt über die Blockade von Verdauungsenzymen aus der Bauchspeicheldrüse: Diese werden in den Darm abgegeben und unterstützen die Verwertung der Nahrung. Für die verschiedenen Bestandteile gibt es jeweils darauf spezialisierte Enzyme; sie spalten entweder Eiweiße, Fette oder Kohlenhydrate.

Die Hauptrolle spielen Wirkstoffe, die alle eine Gemeinsamkeit haben: Sie können im Verdauungstrakt Moleküle binden. In einer einzigartigen Kombination und bei zeitgenauer Einnahme erschweren sie die Effekte der Verdauungsenzyme und verhindern letztlich teilweise ihre Verwertung der Nährstoffe.

Extrakt aus Muscheln und Meerestieren

Chitosan ist eine Substanz aus den Schalen von Muscheln und den Panzern von Meereskrustentieren. Dieses Amino-Polysaccharid hat die Fähigkeit, im menschlichen Verdauungstrakt Fettmoleküle zu binden. Es erreicht den Darm rascher als die Nahrung und bildet dort eine Art Gel. Sobald Fettmoleküle diese Passage erreichen, werden sie angezogen und zu größeren Paketen arretiert - jedes Molekül kann das 98-Fache seines Gewichts an Fett binden.

Während diese zusammengeschlossenen Substanzen durch den restlichen Verdauungsweg wandern, reicht die Zeit nicht aus, um ihre derart gebundenen Fettsäuren aufzuschließen und deren Inhaltsstoffe für den Organismus zu sichern. Die Folge: Kalorien werden ungenutzt ausgeschieden; für die Energiebilanz ist es so, als wären sie nie aufgenommen worden.

Der Effekt der Fettbindung von Chitosan ist im Labor überprüfbar. Und die Verminderung der Fettverdauung wirkt sich nicht allein positiv auf das Körpergewicht aus: Zusätzlich werden sowohl der Cholesterinspiegel im Blut als auch der Blutdruck messbar gesenkt, zwei der größten Risikofaktoren für Herz und Gefäße.

Weiße Bohne blockiert Stärke

Gewichts-Optimierer Nummer zwei ist ein Extrakt aus dem leicht schwefelhaltigen Samen einer speziellen Weißbohnenart mit dem Namen Phaseolus vulgaris. Kohlenhydrate, die wir verzehren, müssen durch bestimmte Enzyme verkleinert werden. Genau diesen biochemischen Vorgang unterbindet der Weißbohnen-Extrakt weitgehend - die Enzyme versagen, denn wieder werden im Verdauungstrakt die kalorienträchtigen Moleküle nicht in Energie oder Fett umgewandelt, sondern blockiert. Auch sie verlassen den Körper, ohne dass ihre Inhaltsstoffe aufgenommen werden.

Minderwertige Kohlenhydrate haben Vollwertsubstanzen in hohem Maße aus unserer Nahrung verdrängt. Die Nachteile daraus können durch den Einsatz der Weißbohne um etwa ein Drittel reduziert werden.

Bockshornklee zähmt den Blutzucker

Speziell für die Freunde von Süßigkeiten empfiehlt sich zusätzlich eine besonders interessante Heilpflanze: Fenugreek, auch bekannt als Trigonella foenum-graecum, Griechisch Heu oder Bockshornklee. Die Pflanze wurde als Hemmstoff bei der Glukoseaufnahme entdeckt; bereits Hildegard von Bingen und Sebastian Kneipp setzten sie zur Behandlung verschiedener Krankheiten ein. Ihr Samen ist äußerst reich an Aminosäuren, Enzymen, Flavonoiden und anderen Phytosubstanzen. Darüber hinaus enthält Fenugreek einzigartige Faserstoffe, Galactomannane, die schon im Magen viel Wasser aufnehmen; dadurch wird seine Entleerung aktiviert und zeitlich verlängert. Dieser Effekt glättet die Blutzuckerkurve und hält sie im normalen Bereich.

Unreife Bitterorange löst das Fett

Bleiben noch die Fettdepots, die sich bereits gebildet haben. Von seiner wichtigsten Energiereserve, die ihn in Krisenzeiten bis zu ein Jahr durchfüttern könnte, trennt sich der Körper nicht leichtfertig. Mit großem Engagement wurden Phytostoffe geprüft, die den Fettabbau auf milde Art erzielen. Fündig wurden Pharmakologen in der noch unreifen Frucht der Bitterorange, Citrus aurantium. Sie enthält eine Reihe von Aminosäuren-Derivaten, deren aktivste das Synephrin ist. Dieses biochemische Stimulans entstammt der

Traditionellen Chinesischen Medizin, in der Heilpflanzen für Verdauungsstörungen und Magenprobleme bereits auf eine Geschichte von mehr als fünftausend Jahren zurückblicken. Synephrin erhöht die metabolische Rate mild um einige Prozent: Es löst weiße Fettmoleküle aus ihren Depots und ermöglicht so ihre Verbrennung durch das Einwirken von Sauerstoff. Begleitend kann es zu einer leichten Erhöhung des Blutdrucks kommen, die von Personen mit kardiovaskulären Problemen regelmäßig zu kontrollieren und zu berücksichtigen ist.

VOR DEN HAUPTMAHLZEITEN

Chitosan

NACH DEN HAUPTMAHLZEITEN

Weißbohnensubstanz	Fenugreek
(Phaseolus vulgaris)	Citrus aurantium

Ein gesunder Darm[25]

Bakterien der Milchsäure und Pflanzenstoffe der Volksmedizin unterstützen die Verbesserung der Darmflora: Präbiotika und Probiotika in Symbiose.

Eine physiologisch ausgewogene Darmflora besteht aus nützlichen Bakterien, aber unvermeidlich auch aus weniger willkommenen Krankheitserregern. Der Gastrointestinal-Trakt ist unsere größte Kontaktfläche mit der Umwelt, ein gesunder Organismus sorgt dort deshalb vor: Die guten Mikrolebewesen unterhalten mit dem Menschen eine symbiotische Partnerschaft - milchsäureproduzierende Bakterien bewirken eine Ansäuerung des Darmmilieus, was krankmachenden Bakterien die Ansiedelung erschwert.

Dicht besiedelt

Die Darmflora von erwachsenen Menschen enthält eine Vielzahl verschiedener Bakteriengattungen, vermutlich fünfhundert bis tausend unterschiedliche Arten. Sie leben von Nahrungsbestandteilen und von Substanzen, die im menschlichen Organismus gebildet werden. Gleichbleibende Milieubedingungen und die Vielseitigkeit der zugeführten Nährstoffe begünstigen die Entwicklung einer Gesellschaft von Mikroorganismen, deren Zahl und Artenvielfalt fast unvorstellbar sind. So finden sich im Darm des Menschen rund zehn Mal so viel Bakterien und andere zelluläre Lebewesen wie der Organismus Zellen enthält. Am dichtesten ist die Anhäufung im Dickdarm, in einer Anzahl, die sich mit einer Eins und zwölf Nullen Bakterien je Gramm Kot beziffern lässt.

Eine ungestörte Darmflora kann die Ansiedelung und Aktivität von Krankheitserregern hemmen, sie prägt entscheidend die Abwehrfähigkeit des Immunsystems. Schon durch ihre bloße Menge können gesund erhaltende Bakterien ein Überwuchern krankmachender Lebewesen verhindern.

Zu den gewünschten Wirkungen der Mikroorganismen zählen die Steigerung oder Dämpfung der natürlichen Immunreaktion - die so genannte Immunmodulation -, die Versorgung mit bestimmten Vitaminen, die Energieversorgung spezieller Darmschichten für den Schutz oder für die Absorption, die Entgiftung körperfremder Substanzen und die Anregung der Bewegungen des Darms zur Durchmischung und Weiterbeförderung des Speisebreis.

Der Mensch als Wirtsorganismus stellt den Bakterien das gesamte Lebensumfeld zur Verfügung - Darmoberfläche, Nahrung, Temperatur und andere biochemische Voraussetzungen. Im sieben bis neun Meter langen Dünndarm findet die eigentliche Verdauungsleistung statt, die Aufschließung und die Aufnahme der Nahrung. Im Dickdarm werden die nicht verwerteten Nahrungsreste im Wesentlichen nur noch eingedickt.

In der Darmschleimhaut werden auch unsere Abwehrzellen gebildet, die vom Lymphsystem verteilt werden. Solange der Darm gesund ist, funktioniert er auch als Barriere zum Blutkreislauf: Krankheitskeime dringen nicht in die übrigen Organe vor. Ein geschädigter Darm jedoch wird durchlässig.

Fehlernährung stört die Darmflora

Bei Millionen Menschen ist das Ökosystem zur Nahrungsaufbereitung verhängnisvoll gestört. Nach jahrzehntelanger Fehlernährung überzieht eine umfangreiche, schleimige bis knorpelhafte Masse den Verdauungsbereich. Sie kann den inneren Bereich des Organs bis auf die Hälfte reduzieren - eine Voraussetzung für Bauchdehnung. Zu viel tierisches Eiweiß, Zucker, Kaffee, Alkohol und Junk Food gelten als die häufigsten Faktoren einer pathologischen Darmflora. Daneben sind es vor allem Antibiotika, denn sie unterscheiden nicht zwischen gesunden und krankmachenden Bakterien, sowie Darmentzündungen.

Die natürlichste Wiederherstellung gesunder Bedingungen gelingt durch die Zufuhr bestimmter Mikroorganismen, gefolgt von einer Neubesiedelung ausgewählter Areale durch Auffüllen mit den fehlenden natürlichen Darmbewohnern. Diese Methode beruht auf Arbeiten des russischen Wissenschaftlers und Nobelpreisträgers Ilja Metschnikow: Er hatte erkannt, dass bulgarische Bauern ihr auffallend langes Leben einer bestimmten Art von Sauermilch verdankten, weil darin ein einzigartiger Bakterienstamm entstand. Diese und ähnliche Bakteriengruppen wurden Probiotika genannt - nach dem griechischen Begriff für ein Zusammenleben zum Nutzen eines Partners ohne Schädigung für den anderen.

Wilkommene Gäste

Probiotika schaffen ein günstiges mikrobiotisches Profil im Darm - einige sind natürliche, andere halbnatürliche Gäste. Im Zuge ihrer Verbreitung und ihres Überlebens bilden sie einerseits Aktivsubstanzen für den Stoffwechsel, wie etwa Milchsäurebakterien. Andererseits lassen sie antibakterielle Stoffe entstehen, Bakteriozine, die eine Ausbreitung von Verwesungsbakterien hemmen.

Die Bezeichnung Probiotika wird in jüngster Zeit von Gesundheitsbehörden nicht mehr unterstützt. Die Ablehnung hat auch sprachliche Gründe: Probiotika bewirken nicht das Gegenteil von Antibiotika, wie man fälschlicherweise annehmen könnte.

Eine neuartige Ergänzung verfolgt die Idee, die Aktivität oder das Wachstum solcher Mikroorganismen durch zusätzlich zugeführte Moleküle besonders zu stimulieren. Dazu eignen sich ausgewählte Substanzen, für die 1995 der Begriff Präbiotika gewählt wurde: Es sind Fruktose-Fasern, abgekürzt FOS, die in zehntausenden Pflanzen vorkommen und mangels bestimmter Enzyme nicht verdaut werden. Im Darm werden sie in kurzkettige Fettsäuren, scFOS (short chain Fructooligosaccharide), umgewandelt, die sich an die Schleimhaut heften und einen idealen Nährboden für die gesundheitsförderlichen Mikroorganismen bilden. Die meisten dieser Fettsäuren sind natürliche Derivate des Pflanzen-Reservestoffs Inulin. Nordamerikanische Indianer schätzten dessen Gesundheitswirkung besonders in der Topinambur. Schon im Magen dämpft Inulin durch Aufquellen das Hungergefühl; bestimmte Inhaltsstoffe gelten auch als krebshemmend.

DIE GRÜNE APOTHEKE
FÜR MORGENS

Lactobacillus acidophilus	Lactobacillus salivarius	Bifidobacterium bifidum
Lactobacillus plantarum	Lactobacillus rhamnosus	Kurzkettige Fructo-Oligosaccharide (scFOS)

FÜR ABENDS

Kurzkettige Fructo-Oligosaccharide (scFOS)	Inulin Topinambur-Extrakt	Korallencalcium-Mix

Krebsabwehr[26]

Pflanzliche Extrakte unterstützen den menschlichen Organismus bei der Aufrechterhaltung der vorgesehenen Zellregulation - ein Beitrag zur Vermeidung, zur Umkehr oder zur Verlangsamung einer Krebserkrankung.

Mehr als ein Dutzend Phytostoffe hat in der Pflanzenwelt die Aufgabe, Zellfunktionen zu unterbinden, die außerhalb der vorgesehenen Zellregulation stattfinden. Genau diesen Effekt können die Phytostoffe auch im menschlichen Körper erzielen: die Entstehung von Krebs vermeiden, umkehren oder zumindest verlangsamen.

Zahlreiche Studien der letzten zwei Jahrzehnte belegen: Botanische Wirkstoffe beeinflussen nicht allein die Erneuerung und Regenerierung der menschlichen Zelle, sondern verstärken sogar den Schutz vor Krebs. Sie reduzieren vor allem die Risiken durch chronische Entzündungen und durch freie Sauerstoff-Radikale, einige der Hauptfaktoren einer Krebsentstehung. Den Aufsehen erregenden Bericht „Cancer Chemoprevention with Dietary Phytochemicals" aus dem Jahr 2003 in der Wissenschaftszeitschrift „Nature Reviews" haben wir bereits erwähnt: Etwa ein Dutzend natürlicher Phytostoffe wurde darin ausdrücklich als aktiv krebsprotektiv eingestuft.

Chemoprävention bedeutet den Einsatz derartiger Substanzen im Kampf gegen Krebs. Epidemiologische Studien attestieren den geprüften Stoffen die Wirkung, das Krebswachstum zu hemmen, Zell-Zyklen zu regulieren, Erbinformation zu schützen, Insulin zu bremsen und Anti-Krebs-Enzyme zu fördern. Einzelheiten enthält das Kapitel „Das Leiden unserer Zeit: Krebs".

DIE GRÜNE APOTHEKE
FÜR MORGENS

Curcumin	Propolis	Indol-3-Carbinol
Capsaicin	Sulforaphan	Isothiocyanate
20-Hydroxy-Ecdyson	Katechine	

FÜR ABENDS

Lycopen	Sulforaphan	Gingerol/Shogaol
Resveratrol	Diallylsulfid	Isothiocyanate

5.3
Knochen, Gelenke und Augen

Prävention von Osteoporose[27]

Ein hochaktiver, bioverfügbarer Mix aus Mineralstoffen und Vitaminen entpuppt sich als starker Co-Faktor für die Versorgung des Knochenstoffwechsels.

Das Geheimnis optimaler Knochenentwicklung liegt im Blut: Winzige Hormonmoleküle patrouillieren durch die Adern und steuern den Stoffwechsel in den Knochen in einer kontinuierlichen Abfolge von Abbau und Aufbau. Die Befehle dazu kommen von den Botenstoffen. Zellen werden von Enzymen angefressen, die entstandenen Löcher innerhalb von eineinhalb Wochen durch Knochenmatrix gefüllt. Dieses Remodelling erneuert alle zehn Jahre das gesamte Skelett. Rund um den 25. Geburtstag befindet sich das Knochengerüst im Bestzustand - so lang ist auch der Hormonspiegel optimal.

Hauptkräfte des Knochenaufbaus sind die Geschlechtshormone. Für den Abbau sind Botenstoffe der Schilddrüse und der Nebenschilddrüse verantwortlich. Ihr feines Zusammenspiel sorgt erst dafür, dass Vitamin D und der Mineralstoff Calcium ins Knochengewebe vordringen können.

Früherer Beginn bei Frauen

Schon früh sinkt die Hormonkonzentration im Blut deutlich. Das Schicksal schwacher Knochen trifft dabei eine betroffene Frau wesentlich früher als einen Mann, denn von ihren 30.000 bis 40.000 Genen werden viele vom Östrogen bearbeitet. Ein extrem wichtiger Aspekt, der übersehen wird: Die Osteoporose der Frau beginnt, sofern sie beginnt, bereits Jahrzehnte vor der Menopause.

Als Erstes fällt der Schutzfaktor des Progesterons ab, sich dramatisch verstärkend rund um das 35. Lebensjahr. Eineinhalb Jahrzehnte später ist sein Spiegel schon sehr niedrig. Verbleibende Östrogene können bei der Frau über sechzig zwar keinen Eisprung mehr auslösen, doch gewisse Funktionen des Knochenumbaus weiter steuern. Ähnlich steht dem Mann bis ins Alter von etwa siebzig

Jahren Testosteron zur Verfügung. Irgendwann jedoch beginnt im Leben jedes Menschen eine für die Knochen besonders kritische Zeit. Gynäkologen unter den Anti-Aging-Medizinern raten: Es ist sinnvoll, einer Frau frühzeitig von außen zuzuführen, was ihr Körper über Jahrzehnte selbst gebildet hat.

Durch die Hormonveränderungen fehlt der Knochenmasse die Balance - der Abbau bleibt weiter kräftig, doch die Erneuerung erfolgt immer schleppender. Jahr für Jahr geht auf diese Weise rund ein Sechzigstel der Knochenmasse verloren. Die Knochen werden schwach, porös und brüchig. Sobald der Knochen 30 bis 40 Prozent seiner Substanz verloren hat, spricht man von krankhaftem Knochenschwund.

Weitere Faktoren wirken sich negativ auf die Knochen aus: Diabetes, Hormonstörungen, Schäden der Leber und der Nieren, Erkrankungen des Magens und des Darms, Essstörungen, Alkoholmissbrauch oder über längere Zeit eingenommene cortisonhaltige Medikamente. Individuell gibt es zusätzlich geschlechtsspezifische Belastungsfaktoren - etwa die Entfernung der Eierstöcke. Außerdem haben schlanke Frauen ein höheres Osteoporose-Risiko. Verstärkt werden die hormonellen Lebensumstände durch Fehlernährung, Bewegungsmangel und Sonnenvermeidung; Kaffee und Zucker belasten ebenfalls den Knochenhaushalt.

Belastung kräftigt auch die Knochen

Unsere Knochen leben. Die körpereigenen Bautrupps passen das Skelett kontinuierlich dem Lebensstil an. Werden Muskeln gekräftigt, etwa durch Belastung, hält der Knochenaufbau damit Schritt.

Stabilität und Dichte nehmen zu, damit kräftiger Muskelzug den Bewegungsapparat nicht überfordert. Hohe Stoßbelastungen wie bei Fußball, Tennis oder Squash fördern die Knochendichte besonders stark. Vernachlässigen wir jedoch unsere Muskeln, bauen auch die Knochen ab.

Ohne sich durch Schmerz anzukündigen, entwickelt sich das Leiden bis zum Knochenbruch - typischerweise in der Hüfte, in der Wirbelsäule der Brust und der Lende oder im Handgelenk, doch kann im Prinzip jeder Knochen dieses Schicksal erleiden. Oft reicht ein kleiner Stoß, eine ruckartige Bewegung. Dramatisch ist der Bruch des Oberschenkelhalses in fortgeschrittenen Jahren; Betroffene bleiben oft bettlägerig.

Jeder fünfte Betroffene ist männlich

Der Verlust der Knochensubstanz gilt als die kommende Herausforderung der Anti-Aging-Medizin. In Deutschland wird die Zahl der Menschen mit Osteoporose auf sieben Millionen geschätzt. Jeder fünfte Betroffene ist männlich. Pro Jahr erleben mehr als 130.000 von ihnen einen Wirbelbruch oder Oberschenkelhalsbruch. Nach mehrjährigem Krankheitsverlauf ist ein Drittel der Patienten auf Hilfe im Alltag angewiesen. Längere Lebensdauer und Freizeitunfälle lassen diese Zahlen weiter ansteigen. Ein einmal gebrochener Wirbelknochen heilt nicht mehr, und nach der ersten Wirbelfraktur besteht ein fünfmal so hohes Risiko, eine weitere zu erleiden. Knochenerkrankungen sind gleichbedeutend mit einer Abwärtsspirale von Gesundheit und Lebensqualität.

Internationale Untersuchungen alarmieren: Nur bei zwei von hundert Frauen über sechzig Jahre wurde eine Erkrankung des Skelettsystems mit Verminderung von Knochensubstanz und Knochenbruchgefahr tatsächlich diagnostiziert. Man schätzt jedoch, dass in Wirklichkeit zwanzig bis dreißig Prozent der Frauen stark betroffen sind. Ein Teil der Verharmlosung ist in falschen Annahmen begründet: etwa, die Osteoporose beginne signifikant erst mit der Menopause.

Schon um die dreißig wäre es an der Zeit, an seine Knochen zu denken - ausgehend von der individuellen Hormonsituation. Hier setzt die Anti-Aging-Medizin mit Prävention ein. Bei Frauen kann bereits weit vor Beginn der Wechseljahre eine niedrig dosierte Östrogen-Gabe zur Vorbeugung angezeigt sein. Bei bestehendem Substanzverlust ist die Therapie mit einem Botenstoff der Nebenschilddrüse sowie weiteren Substanzen Erfolg versprechend. Die klassische Medizin lässt hier viele Jahre verstreichen, Osteoporose ist bei ihr oft erst mit dem Rentenalter aktuell.

Ein Mix aus Mineralien und Vitaminen

Der mineralische Anteil eines Knochens beträgt rund 43 Prozent. Verantwortlich für seine Festigkeit ist ein hochaktiver Mineralien-Vitamin-Mix, dessen Kristalle nur in Nanomillimetern messbar sind, man nennt ihn deshalb „mikrokristalliner Hydroxylapatit", abgekürzt MCHC.

MCHC setzt sich aus hunderten Substanzen zusammen - in erster Linie Calcium, mineralischen Phosphaten, Magnesium, Fluoriden, Zink, Rubidium, Kupfer, Mangan, Silicium, Platin, Kollagenfasern und anderen Knochenbaustoffe, ergänzt durch biochemische Verbindungen aus Enzymen und Aminosäuren. Dieser Knochen-Nährstoff-Komplex mit hoher Bioverfügbarkeit kann nicht naturidentisch hergestellt werden. Man gewinnt ihn stattdessen aus gefriergetrockneter Knochenmasse von im Freiland gehaltenen und gründlich untersuchten Rindern Australiens und Neuseelands.

Eine Strategie, um das Risiko einer Osteoporose-Erkrankung zu verringern, ist die Hormonersatztherapie auf der Basis einer individuellen Diagnose durch den Endokrinologen. Im Mittelpunkt steht dabei die Versorgung mit Calcium und weiteren Mineralien, die der Knochen braucht - wobei besonders darauf zu achten ist, dass die Mineralstoffe wirklich ausreichend absorbiert werden. Empfohlen wird die tägliche Einnahme von mikrokristallinem Hydroxylapatit (MCHC) zur Unterstützung des Knochenstoffwechsels.

DIE GRÜNE APOTHEKE

FÜR MORGENS

MCHC	Vitamin C	Vitamin B6
Calcium	Vitamin D	Vitamin K1

FÜR ABENDS

MCHC	MSM (Methyl-	Isoflavone
Calcium	sulfonylmethan)	Vitamin B12
Magnesium		

Maßnahmen gegen Arthrose[28]

Die Knorpelflächen stark beanspruchter Gelenke sind mit zunehmendem Alter gefährdet. Die gute Nachricht: Die wichtigsten Mikronährstoffe können bioaktiv zugeführt werden.

Arthrose entsteht durch Unterversorgung im Knorpelstoffwechsel, häufig wird sie bereits im vierten Lebensjahrzehnt diagnostiziert. Ein Mangel, der mehr als die Hälfte aller Menschen über sechzig betrifft: Bei ihnen ist das Gleichgewicht zwischen Knorpelbildung und Knorpelabbau gestört.

Begegnung zweier Knochen

Knie und Hüften tragen das volle Gewicht, gleichzeitig garantieren sie eine Vielzahl von Bewegungsmöglichkeiten. Beides macht sie besonders anfällig für Verschleiß. Grundsätzlich stoßen bei einem Gelenk zwei Knochen aneinander: Im Idealfall stehen Gelenkkopf und Gelenkpfanne in einem guten Winkel, und die Kraftverteilung ist ausgeglichen. Ihre Oberflächen sind mit einem weichen, schwammigen Gewebe bedeckt, dem Knorpel; das gesamte Gelenk wiederum wird von einer mit Flüssigkeit gefüllten Kapsel umhüllt. Dank der Hülle, der Flüssigkeit und der weichen Oberfläche gleiten Knochen sanft aneinander vorbei. Das Knorpelgewebe wird kontinuierlich aufgebaut und abgebaut - mit einer Besonderheit: Die Ernährung erfolgt nur über die Gelenkflüssigkeit, nicht durch Blutgefäße. So entscheiden auch die Wasserbindungskapazität und die Nährstoffdurchlässigkeit der Knorpelsubstanz, ob das Gelenk beschwerdefrei funktioniert.

Diese Stoßdämpfer aus Knorpel sind fest mit den Knochen verwachsen. Durch Belastung und Entlastung wird die Gelenkschmiere angedrückt und mit den Schadstoffen wieder aus den Poren gepresst. Deshalb hat komplette Schonung bei Arthrose nicht den erwünschten Effekt: Die Krankheit heilt nicht ab, sondern schreitet fort.

Neben Knien und Hüften sind die Schultern und die Handgelenke am häufigsten betroffen. Der Krankheitsverlauf erfolgt nach vorhersehbarem Schema: Knorpelzellen verlieren an Elastizität und sterben ab; an den Rändern der Gelenkfläche nimmt die Belastung zu. Die damit verbundenen Schmerzen führen zu einer Veränderung der Körperhaltung. Auf die neuartige Belastung reagiert das Gelenk mit Verformung. In Zusammenhang damit nimmt die Beweglichkeit ab, Bänder lockern sich und Muskeln verkürzen sich. Im Gelenk sammeln sich außerdem Abbauprodukte, die ebenfalls den Knorpel angreifen.

Bausteine zum Knorpelaufbau

Die wichtigsten Biosubstanzen für den Knorpelaufbau bildet der Körper im Normalfall aus hochwertigen Nährstoffen. Unsere Vorfahren hatten es diesbezüglich besser: Sie verzehrten die Gelenkknorpel der erlegten Tiere mit - und damit wichtige Bausteine. In unserer Nahrung fehlen sie jedoch normalerweise, in hoher Konzentration sind sie außerdem nur in Schalentieren zu finden.

Nahrungsergänzung durch Knorpelnährstoffe kann dem Abbau der Knorpelmasse in den Gelenken wirksam vorbeugen, denn sie kann nicht nur regenerieren, sondern auch eine eingebüßte Geschmeidigkeit wieder erreichen helfen.

Wichtige Aufgaben übernehmen zwei Aminozuckerkomplexe. Glucosamin ist ein Abkömmling der Glukose, und je mehr der Körper daraus produziert oder zur Verfügung hat, desto mehr Knorpelmasse wird aufgebaut. Chondroitin ist ein weiterer Aminozucker, verantwortlich für die Wasserbindungskapazität und die Nährstoffdurchlässigkeit durch Diffusion der Knorpelmasse, die selbst keine Blutgefäße enthält.

Eine dritte, mindestens ebenso interessante Komponente des Knorpelstoffwechsels ist die in der Gelenkflüssigkeit enthaltene Hyaluronsäure, die auch im Gelenkknorpel selbst vorkommt. Wegen ihrer komplexen Struktur kann sie der Körper kaum aus der Nahrung absorbieren. Dank günstiger Umstände ist sie seit wenigen Jahren in einer bioaktiven Form als Mittel zur Nahrungsergänzung im Handel verfügbar.

Eine spezielle organische Schwefelverbindung innerhalb des Knorpels unterdrückt Entzündungen und Schmerzempfindungen. Zwar kommt sie in nahezu allen gebräuchlichen Lebensmitteln vor, doch Erhitzen zerstört wichtige Moleküle. Daher ist es ratsam, diese Substanz von außen zuzuführen. Auch wegen seiner Regenerationskraft passt Schwefel gut in eine Anti-Arthrose-Nahrungsergänzung.

Zusätzliche hilfreiche Mineralstoffe, Phytochemikalien und chemische Elemente werden intelligent entweder am Morgen oder am Abend eingesetzt, etwa Resveratrol und Calcium, beziehungsweise OPC, Zink und Mangan.

DIE GRÜNE APOTHEKE
FÜR MORGENS

Glucosamin	Calcium	Hyaluronsäure
Chondroitin	Resveratrol	Vitamin C
MSM		

FÜR ABENDS

Glucosamin	Zink	OPC
Chondroitin	Mangan	Hyaluronsäure
MSM		

Die Kraft der Augen[29]

Umwelteinflüsse und das Alter belasten die Augen - Phytostoffe helfen bei der Abwehr der häufigsten Form von Altersblindheit.

Aufbau und Funktionen unseres Auges sind hochkompliziert: Acht Hauptblutgefäße und eine Vielzahl von Muskeln und Nerven müssen optimal funktionieren. Jeder einzelne Augapfel wie auch die Netzhaut werden über je eine eigene Arterie mit Blut versorgt und über zwei Venen entsorgt. Deshalb ist die Gefäßgesundheit für das Sehvermögen eminent wichtig. Erst die moderne Forschung hat das nötige Wissen gesammelt, um bei Augenveränderungen - etwa degenerativen Prozessen ihrer Nervenstrukturen, die zur Teilerblindung durch Makula-Degeneration führen - optimal Abhilfe zu schaffen.

Rückbau aller Bestandteile

Mit jedem Lebensjahr fällt es dem Sehorgan schwerer, seine Aufgaben zur vollen Zufriedenheit seines Besitzers zu erfüllen. Krankhafte Veränderungen erfolgen schleichend und sind nicht wieder rückgängig zu machen. Einigen Ursachen ist nur durch bestimmte Gehirnbotenstoffe, durch besonders wirksame Antioxidantien oder durch Biosubstanzen mit Multifunktionen entscheidend beizukommen.

Sämtliche Zellgruppen des Auges nehmen, wie jedes Körpergewebe, nach einer Höchstzahl in jungen Jahren zahlenmäßig kontinuierlich ab. Von einem Rückbau ist auch der Lakrinalnerv betroffen, der die Tränendrüsen stimuliert: Weniger Tränenflüssigkeit steht zur Verfügung, um die Augenoberfläche feucht zu halten.

In bestimmten Bereichen des Augapfels kommt es zu Ablagerungen von Calcium und Cholesterinsalzen. Die Muskeln zum Bewegen der Lider verlieren an Kraft. Gleichzeitiges Erschlaffen der Augenlider selbst betrifft vor allem das untere Lid; es kann vom Augapfel weghängen. Einige ältere Personen bauen im Augenumfeld Fettdepots ab - ihre Augen sinken tiefer in die Höhlen.

Durch die Abschwächung ihrer Muskeln verändern sich auch die Pupillen. Sie schrumpfen, reagieren schwerfälliger auf Licht und gewöhnen sich langsamer an Dunkelheit. Man fühlt sich wie geblendet, wenn man ins sonnige Freie tritt, oder durch nächtlichen Gegenverkehr auf den Straßen. Jeder Übergang von hell auf dunkel erfordert längere Anpassung.

Die Wahrnehmung von Farben oder Tiefe ist reduziert. Die Häufigkeit von Netzhauteintrübungen - angezeigt durch wandernde schwarze Punkte im Blickfeld - nimmt zu. Als Folge dieser Beeinträchtigungen erreicht in der Regel weniger Licht die Netzhaut. Besonders schwerwiegend ist eine altersabhängige Makula-Degeneration; sie ist die häufigste Form der Erblindung in der westlichen Welt.

Kettenreaktion der Verjüngung

In Studien konnten bereits zahlreiche Biostoffe als hervorragende Augen-Gesundmacher bestätigt werden. Die wichtigsten werden aus Pflanzen gewonnen, wo sie zum Beispiel das Blattwerk vor dem ultravioletten Strahlenspektrum schützen. Hier werden in erster Linie zwei stark wirksame Antioxidantien aus der Familie der Carotinoide als Schutzengel der Sehschärfe bezeichnet: Lutein und Zeaxanthin. Sie nähren und schützen die Netzhaut, etwa vor schädlichen UV-Strahlen, und sind unerlässlich für das Lesen, das Erkennen der Farben und feiner Unterschiede. Da Schädigungen der Netzhaut irreversibel sind, wird die Einnahme vorbeugend empfohlen.

Der menschliche Organismus setzt Lutein genau dort ein, wo es am wirksamsten vor Lichtschäden schützen kann: im zentralen Bereich der Netzhaut, dem so genannten gelben Fleck, der Makula. Eine Wohltat vor allem für Augen, die übermäßigem Einfluss von Licht oder Sonnenstrahlen ausgesetzt waren. Möglicherweise vermindert bereits reichliches Essen von Spinat, Kohl, Blattsalat, Lauch, Erbsen und vor allem Brokkoli das Risiko. Das Carotinoid Lutein wird durch die Verdauung in den Blutkreislauf übergeführt und zur

Augennetzhaut transportiert. Während dort aktuell einstrahlendes UV-Spektrum absorbiert wird, werden gleichzeitig freie Radikale, besonders aggressive Zellmoleküle, gebunden. Das beugt überdies der Bildung von Pigmentflecken auf der Netzhaut vor.

Luteinmangel geht oft einher mit einer Eintrübung der Linse: Das Risiko einer derartigen Erkrankung, die als Katarakt oder Grauer Star bezeichnet wird, kann durch regelmäßige Zufuhr von Lutein in medizinisch richtig dosierter Form nachweislich verringert werden.

Auch das komplexe Krankheitsbild des Diabetes kann die Netzhaut entscheidend schädigen. Insgesamt wirkt der Pflanzenstoff Lutein auch in Kombination mit Zeaxanthin und anderen Antioxidantien gegen eine ganze Reihe weiterer Altersveränderungen im Körper.

Lutein zündet über Nervenbahnen eine Verjüngungskette bestimmter Zellen, die besonders langlebig funktionieren müssen, etwa in der Augenlinse. Weitere Prozesse bremsen generell Alterungsschäden des Gehirns. Stressfolgen und geistige Ermüdung haben ihre Ursachen häufig in einer Überzahl freier Radikale: Das kann gesunden Zellen zum Verhängnis werden, bedroht sind dabei auch die Nervenzellen und Blutgefäße der Augen.

Insgesamt wird eine Unterstützung der normalen Augenfunktion und Augengesundheit, die Prävention der altersbedingten Makula-Degeneration, ein Schutz vor freien Radikalen und schließlich vor dem Grauen Star angestrebt.

🌿

FÜR MORGENS

Lutein	Vitamin C	Resveratrol
Zeaxanthin	Vitamin E	DHA (Omega-3)
Lycopen	Zink	

FÜR ABENDS

Lutein	DHA (Omega-3)	Kupfer
Zink	Blaubeer-Extrakt	

5.4
Speziell für Frauen

Multi-Vitamin-Mineral-Schub für Frauen[30]

In chronobiologischer Anwendung unterstützen Vitamine, Mineralien, Phytostoffe und weitere Substanzen eine gesundheitsbewusste Ernährung. Intelligente Rezepturen berücksichtigen die Bedürfnisse des weiblichen Körpers.

Um zu funktionieren, braucht unser Körper Vitamine, Spurenelemente und Mineralstoffe. Anders als unsere Nährstoffe enthalten diese Substanzen keine Kalorien und liefern keine Energie. Wir benötigen sie jedoch für den gesamten Stoffwechsel, zur physischen und mentalen Aktivierung, für unser System zur Abwehr von Krankheitserregern, zur Blutgerinnung, für die Knochengesundheit, für die Funktion des Nervensystems, für gesunde Augen und für die Regeneration der Haut.

Eine wenig achtsame Lebensweise, die rapiden hormonellen Veränderungen in den Wechseljahren und zunehmendes Alter können zu niedrigen Spiegeln dieser Mikronährstoffe führen. Für den weiblichen Organismus ergeben sich daraus die typischen Mangelerscheinungen. Manche addieren sich unbemerkt über Jahre. Andere verraten sich durch Entzündungen, Müdigkeit oder Appetitlosigkeit oder tragen zu Unfruchtbarkeit bei. Besonders rund um die Menopause können die Auswirkungen folgenschwer sein.

Unser Körper braucht manche der Substanzen vor allem zu ganz bestimmten Tageszeiten, während andere zu späteren Zeitpunkten optimal aufgenommen werden. Einzelne Nährstoffe können gleichzeitig zugeführt werden, da sie einander ergänzen und ihre Wirkungen verstärken. Andere Vitamine und Mineralien würden zu diesem Zeitpunkt hinderlich sein, während sie sich mit einem Abstand von acht Stunden oder mehr wieder nützlich machen.

Alle Vitamine, Spurenelemente, Mineralstoffe und pflanzlichen Extrakte sind in einer chronobiologischen Rezeptur so kombiniert, dass sie dem Organismus zum jeweils richtigen Zeitpunkt für ein optimales Zusammenwirken zur Verfügung stehen. Zusätzlich wurde die Wirkstoffkombination auf der Basis zahlreicher Studien gezielt dem weiblichen Metabolismus angepasst. Kurz: die perfekte Ergänzung für den täglichen Gebrauch.

DIE GRÜNE APOTHEKE
FÜR MORGENS

Vitamin A	Vitamin C	Chrom
Natürliche	Vitamin K	Selen
Carotinoide (Beta-	Inositol	Molybdän
Carotin, Lutein,	Citrus-Bioflavonoide	Jod
Lycopen)	Calcium	Dong-Quai-Extrakt
Vitamin D	Magnesium	Damiana-Extrakt
Vitamin E	Mangan	Schwarzer-Pfeffer-
Cholin (Bitartrat)	Bor	Extrakt
Vitamin B6		

FÜR ABENDS

Vitamin B1	PABA	Glycyrrhiza-glabra-
Vitamin B2	Kalium	Extrakt
Vitamin B12	Zink	Rhodymenia-dulce-
Soja-Isoflavonoide	Eisen	Extrakt
Niacinamid	Kupfer	Soja-Isoflavonoide
Pantothensäure	Vitex-agnus-castus-	Schwarzer-Pfeffer-
Biotin	Extrakt	Extrakt
Folsäure		

Frauengesundheit[31]

Pflanzenextrakte mit östrogenartigen Wirkungen bewähren sich
seit Jahrzehnten bei der Behandlung von Wechseljahresbeschwerden: ein Paradebeispiel der chronobiologischen Anwendung von
Phytostoffen.

Die Menopause ist der endgültige Abbau des weiblichen Repro-
duktionssystems. Drei Phasen werden dabei unterschieden: Die
Prä-Menopause ist die Phase davor; es folgt die Peri-Menopause,
ein Stadium unregelmäßiger Blutungen bis zum Eintritt der Menopause. Nach der letzten Periode - ihr Zeitpunkt kann erst rückwir-
kend bestimmt werden - beginnt die Post-Menopause.

Das Durchschnittsalter beim Eintritt der Menopause liegt in der
westlichen Welt bei 51 Jahren; die normale Spanne erstreckt sich
meist vom 44. bis zum 52. Lebensjahr.

Nach mehreren Jahren unregelmäßiger Arbeit stellen die Eierstöcke erst die Produktion von Progesteron und später von Östrogen
ein: Es reifen keine Eizellen mehr, die Frau ist nicht mehr fruchtbar.

Milder Ausgleich

Über die Wechseljahre hinaus verbringen Frauen heute einen guten
Teil ihres Lebens mit spürbaren Auswirkungen der niedrigen Hor-
monspiegel. Zur Trockenheit der Haut kommt die Rückbildung von
Gewebestrukturen. Störungen der Harnausscheidung - durch Insta-
bilität der Gefäßnerven - sowie eine Neigung zu Infektionen und
Entzündungen sind ebenfalls nicht selten.

In dieser Lebensphase häufen sich Krebsleiden von Gebärmutter, Brust und Eierstöcken sowie Demenzfälle. Mit den meisten Herz-Kreislauf-Erkrankungen, dem Schlaganfall und weiteren Durchblutungsstörungen steht der Rückgang an Östrogenen in engem Zusammenhang.

Aus alldem resultiert die Empfehlung frühzeitiger Hormongaben zur Gesunderhaltung und zur Vermeidung von Altersfolgen. Eine vielversprechende Abwandlung, Abschwächung und gleichzeitige Verbesserung der klassischen Hormonersatztherapie ist die Substitution mit mild hormonell wirkenden, rezeptfreien Phytostoffen. Dabei gleicht das einem Körper jeweils zugeführte Hormon - von außen über die Haut in geringster Dosis und als Nahrungsergänzung zugeführt - einen durch den individuellen Hormonstatus belegten Mangel wieder aus, mehr nicht.

Positiv auf die allgemeinen Hormondefizite im weiblichen Körper wirken erstaunlicherweise Substanzen einer Reihe von Heilpflanzen, die mit anderen Nährstoffen und Aufbaubestandteilen kombiniert werden. Diese Phytostoffe verstärken sogar den Schutz vor hormonabhängigen Erkrankungen. Zu erwarten sind eine Kräftigung des Immunsystems, die Regulierung des Blutzuckerspiegels und der Blutfettwerte, ausschwemmende, krampflösende und keimtötende Effekte, die Regulierung des Blutdrucks, eine Verbesserung der Durchblutung, antioxidative Wirkungen, möglicher Schutz vor hormonabhängigen Tumoren, eine Verringerung von Beschwerden in der Menopause, stärkerer Schutz vor Osteoporose sowie gemütsausgleichende und beruhigende Wirkungen.

FRAUEN MIT WECHSELJAHRESBESCHWERDEN PROFITIEREN VOR ALLEM VON DIESEN SUBSTANZEN

Sojabohne
—

Ihre Isoflavone stärken das Immunsystem, ihre Phytosterole senken den Cholesterinspiegel.

Orthosiphon
—

Wirkt ausschwemmend, krampflösend und keimtötend.

Wilder Yams
—

Reguliert den Blutzuckerspiegel und Blutfettwerte.

Damiana der Gattung Safranmalve
—

Natürliches Aphrodisiakum.

Trauben-Silberkerze
—

Dank ihrer Isoflavone wirksam bei allen klimakterischen Beschwerden.

Lignane
—

Antioxidantienreiche Stoffgruppe mit großer Ähnlichkeit zu den Sexualhormonen. Möglicher Schutz vor hormonabhängigen Tumoren in Brust und Darm.

Dong Quai
—

Die Chinesische Brustwurz hilft seit Jahrtausenden auch bei Problemen mit Blutdruck und Durchblutung.

Rotklee
—

Verringert Beschwerden in der Menopause, verstärkt den Schutz vor Osteoporose.

Valeriana
—

Als Baldrian bekannt, wirkt ausgleichend und beruhigend.

Isoflavone aus Soja	Orthosiphon-Extrakt	Dong-Quai-Extrakt
Lignane	Wilder-Yams-Extrakt	Damiana-Extrakt

FÜR ABENDS

Isoflavone aus Soja	Wilder-Yams-Extrakt	Trauben-Silberkerze
Lignane	Rotklee-Extrakt	
Magnesium	Valeriana-Extrakt	

Lust der Frauen[32]

Auch gesunde Menschen können unter verringerter Libido leiden. Ein Szenario für stimulierende und kräftigende Pflanzensubstanzen aus den Volksmedizinen der Welt.

Ein erfüllendes Sexleben ist ein Eckstein der Zufriedenheit für beide Geschlechter. Umso bedauerlicher, dass viele Faktoren des heutigen Lebens ebenso wie altersbedingte Veränderungen zu einem Abfall des Lustempfindens führen. So beschreiben sich viele Frauen in der gynäkologischen Sprechstunde als sexuell unzufrieden.

Sechs von zehn Frauen und fünf von zehn Männern sind in Hinblick auf ihr Sexualleben enttäuscht. Dazu tragen viele Umstände bei; auch bei sexueller Dysfunktion oder nur zeitbedingt nachlassendem Interesse wirken stets Faktoren der Umwelt und des persönlichen

Lebensstils mit - Ernährung, Stress, zu kurze Erholungsphasen, hormonelle Veränderungen, die allgemeine Zufriedenheit, die Beziehungsdauer und natürlich das biologische Alter. Sexuelle Unlust wird oft auch von einer generell frustrierenden Lebenssituation und von Depression begleitet oder durch sie verstärkt.

Die Erfahrungen aus den Volksmedizinen zur Gesunderhaltung der Geschlechtsorgane, zur Förderung der Fruchtbarkeit, zur Linderung von Menstruationsfolgen und zur Stärkung der Lust sind dank der modernen Forschung mit sicherem Wissen belegt. Jedes Aphrodisiakum der Geschichte hat längst seine Geheimnisse offenbart - verwirklicht durch Enzyme, Aminosäuren, Proteine, Mineralstoffe, Vitamine, Farbstoffe, Fasern, ätherische Öle und hunderte weiterer Substanzen mit hormonähnlichen Wirkungen. Sie fördern nicht nur die Lust, sondern auch die Gesundheit.

Überlebenskünstlerin aus den Anden

Unter den bekannten mehr als 70.000 Phytostoffen heben sich die Bestandteile einer Pflanze deutlich ab: jene der faszinierend widerstandsfähigen Maca und ihrer Wurzel. Die Maca gedeiht in einer Höhe von rund viertausend Metern unter extremsten Witterungsbedingungen der peruanischen Anden, auf steinigen Böden mit eisiger Nachtkälte und brütender Hitze bei Tag.

In der Glanzzeit der Inka-Kultur durfte die Maca-Pflanze nur von den Königsfamilien und ihren Kriegern verzehrt werden.

Ihre Knollen sind prall gefüllt mit Substanzen, viele davon wirken heilend, anregend und kräftigend: Sie fördern die Durchblutung des

Beckens und unterstützen die Produktion der wichtigsten Sexualhormone, der Östrogene und des Testosterons. Nach uralten Überlieferungen stärkt Maca auch generell den erschöpften, gestressten
Körper, baut Spannungszustände ab und neue Energiereserven auf.

Die wichtigsten weiteren Pflanzenstoffe neben dem Maca-Extrakt
zur Verbesserung der Lust sind für beide Geschlechter gleich: das
Tonikum Ginseng, Ginkgo biloba mit seiner fünftausendjährigen
Heilungsgeschichte, das Gelée royale der Bienenkönigin, Niacin zur
Verbesserung der Durchblutung, Ingwer, Avena sativa zur natürli-
chen Hormonverstärkung, und neben anderen Aminosäuren L-Argi-
nin als Stimulans. Die besondere Frauen-Formel für die pflanzliche
Stimulierung enthält unter anderem noch L-Tyrosin, Inhaltsstoffe
von Passionsfrucht und von Damiana, einer Heilpflanze mit großer
Reputation als Aphrodisiakum für den weiblichen Körper.

DIE GRÜNE APOTHEKE
FÜR MORGENS UND FÜR ABENDS

Maca-Extrakt	Gelée royale	L-Tyrosin
Ginseng, diverse Arten	Niacin	Passionsblume
	Damiana	Korallencalcium-Mix
Ginkgo-biloba-Extrakt	Avena sativa	Schwarzer-Pfeffer-Extrakt
	Ingwerwurzel	

Prämenstruelles Syndrom[33]

Phytostoffe und weitere Substanzen zur Nahrungsergänzung lindern die vielfältigen Beeinträchtigungen durch das Prämenstruelle Syndrom.

Abrupte Hormonveränderungen prägen nicht erst die Menopause - zum Leidwesen vieler Frauen im gebärfähigen Alter bestimmen sie oft auch allmonatlich die Zeit vor den Tagen. Das Prämenstruelle Syndrom, abgekürzt PMS, kann für rund zweihundert Auffälligkeiten, Probleme und Symptome körperlicher und seelischer Art verantwortlich sein.

Gefühle geraten aus der Balance

Auf der einen Seite belasten Kopfschmerzen, Schlafstörungen, Verdauungsprobleme und Wasseransammlungen. Auf der anderen Seite können emotionale Sensibilität, gestörtes Schlafmuster, unkontrollierbare Essattacken das Verhalten dramatisch beeinflussen. Diese Störungen der Gefühlsbalance machen oft mehr zu schaffen als Pickel auf der Haut oder Spannungen in der Brust.

Typische Beschwerden an den Tagen vor der Periode sind: Gewichtszunahme um ein bis zwei Kilogramm, stärkere Ärgergefühle als sonst, Ungeschicklichkeit bei alltäglichen Aufgaben, Zweifel an eigenen Entscheidungen, Leistungsabfall, Unruhe, Nervosität oder Vergesslichkeit, fehlendes Entspannungsvermögen, Heißhunger, Berührungsempfindlichkeit, Gefühle von Hoffnungslosigkeit oder Traurigkeit, plötzlicher und unerklärlicher Stimmungswandel.

Während der Eintritt dieser Symptome zeitlich vorherzusehen ist, bleibt die Ungewissheit über die Intensität - sie kann von Monat zu Monat schwanken.

Der Umstand, dass alle Beeinträchtigungen mit dem Einsetzen der Monatsregel verschwinden, räumt die letzten Zweifel weg, dass es sich beim Prämenstruellen Syndrom um hormongesteuerte Aktivitäten handelt.

Gestörte Aufnahme des Glückshormons

Vermutet wird eine direkte Abhängigkeit von der Funktionalität der wichtigsten Gehirnhormone, allen voran des Serotonins. Dieser Neurotransmitter ist zwar tatsächlich für die Laune mitentscheidend, sein Beiname „Glückshormon" ist jedoch irreführend. Nur fünf Prozent der Menge an Serotonin wirken im Gehirn, der überwiegende Rest ist in die Arbeit der wichtigsten anderen Organe eingebunden, zum Beispiel des Verdauungstraktes. Das erklärt, warum eine Störung des Serotoninsystems nicht nur die Psyche trifft, sondern sich überall im Körper auswirken kann.

Eine Erkenntnis aus der Gehirnforschung weist in die entscheidende Richtung: Aufnahmepunkte für das Serotonin, so genannte Hormonrezeptoren, gehen in vielen organischen Bereichen mit den Jahren verloren; der Verlust kann fünfzig Prozent und mehr betreffen. In der Folge bleibt die Funktionalität des Glückshormons weit unter dem, was nötig wäre - auch wenn die Konzentration im Blut keinen Hinweis darauf gibt.

Erfahrungen der Anti-Aging-Medizin zeigen, dass Beschwerden durch PMS zurückgehen, wenn der Spiegel des zugrunde liegenden Hormons erhöht wird. Er ist von außen leicht korrigierbar, indem, wie bereits erwähnt, zwei Ausgangsstoffe des Glückshormons oral zugeführt werden: 5-Hydroxytryptophan (5-HTP) und L-Tryptophan.

Die beiden Hormon-Ausgangsstoffe sind rezeptfrei. Dennoch empfiehlt es sich, die Maßnahmen gegen das Prämenstruelle Syndrom mit einer Ärztin oder einem Arzt mit speziellem Fachwissen über Prävention abzusprechen. Für unterschiedliche therapeutische Ziele haben sich begründete Dosierungsempfehlungen durchgesetzt: Sie reichen von hundert Milligramm zur Verbesserung des Wohlbefindens über die Behebung von Schlafstörungen, Depression und Migräne bis hin zur Appetitzügelung auf sechshundert bis neunhundert Milligramm täglich an.

DIE GRÜNE APOTHEKE
FÜR MORGENS

L-Tryptophan	Magnesium	Vitamin C
5-HTP	und weitere	Folsäure
Vitamin B6	Spurenelemente	

BEI BEDARF MITTAGS

L-Tryptophan	Magnesium	Vitamin C
5-HTP	und weitere	Folsäure
Vitamin B6	Spurenelemente	

Weibliche Fruchtbarkeit[34]

Ausgewählte Aminosäuren, Enzyme, Vitamine, Mineralstoffe und Phytostoffe unterstützen die weibliche Fertilität mit aktivierenden Substanzen am Morgen und regenerierenden am Abend.

Viele ungünstige Faktoren können die Fähigkeit einer Frau, ein Kind zu empfangen, beeinträchtigen: Unregelmäßigkeiten im Eisprung, beschädigte Follikel, Entzündungen, Gebärmuttererkrankungen und die Anzahl der Lebensjahre. Weil sie die Hormonbalance verbessern, spielen beim Wunsch nach einer Schwangerschaft ausgewählte Mikronährstoffe eine wichtige Rolle. Sie stabilisieren zugleich das Nervensystem und erleichtern den Reproduktionsorganen das optimale Funktionieren.

Drei von vier gesunden Frauen im Alter von dreißig Jahren mit Kinderwunsch werden bei entsprechenden Voraussetzungen innerhalb eines Jahres ohne Fruchtbarkeitsmedikamente und ohne künstliche Befruchtung schwanger.

Bei Reproduktionsstörungen gehen bis zu 50 Prozent auf das Konto des weiblichen Körpers; in bis zu weiteren 20 Prozent finden sich Faktoren sowohl beim Mann als auch bei der Frau. Die Fruchtbarkeit der Frau erreicht Anfang 20 den Höhepunkt und fällt nach dem 35. Lebensjahr deutlich ab. Zu diesem Zeitpunkt verfügt der weibliche Körper nur mehr über rund zwölf Prozent der Follikelmenge, mit der er geboren wurde; mit 40 nur noch über drei Prozent.[35]

Geschwächte Fruchtbarkeit kann mehrere Ursachen haben. Eine verantwortungsvoll konzipierte Nahrungsergänzung fügt deshalb unterschiedlichste Aminosäuren, Vitamine, Pflanzen-Extrakte und Spurenelemente zusammen. Damit wird versucht, die Zeitspanne vor einer Befruchtung zur Optimierung der dafür nötigen Voraussetzungen zu nutzen. Der Erfolg ist umso größer, je mehr Komponenten für eine Befruchtung angeregt werden.

Dabei ist vor allem ein Vitamin der umfangreichen B-Gruppe hervorzuheben: Myo-Inositol, eine bioaktive Substanz des Zellwachstums unter Beruhigung des Insulin-Hormongeschehens. Dieses B-Vitamin ist ein nachgewiesener Faktor für verbesserte Eiqualität, es beeinflusst außerdem den Gehirnstoffwechsel und erleichtert die körpereigene Produktion von Serotonin. Verschiedene Aminosäuren verstärken den Blutfluss zur Gebärmutter und zu den anderen Reproduktionsorganen. Besonders die Bildung eines eiweißähnlichen Schleims in der Gebärmutter wird dieser Aminosäure zugeschrieben - optimale Bedingungen für die Embryo-Implantation.

Diese Substanzen unterstützen die Behandlung

Folsäure ist als einer der wenigen Mikronährstoffe bekannt, der im Augenblick der Befruchtung bereits ausreichend im Körper der Mutter gespeichert sein muss und embryonale Entwicklungsschäden im hinteren Teil der Wirbelsäule verhindert; ein Mangel würde auch das Risiko einer Fehlgeburt erhöhen.

Antioxidativ wirkende Carotinoide führen eine Vorstufe von Vitamin A zu. Es hat wichtige Aufgaben bei der Zellvermehrung.

Der Extrakt des Inka-Aphrodisiakums Maca mit einer Vielzahl von Mineralstoffen, essenziellen Aminosäuren und Spurenelementen hat regulierende Eigenschaften auf das gesamte System weiblicher Sexualhormone.

Intelligent ausgewählte und chronobiologisch konzipierte Mineralstoffe erhöhen die Effektivität von Aminosäuren und Enzymen; ebenso wie bestimmte Knochennährstoffe sollten auch sie zum Zeitpunkt der Befruchtung ausreichend im weiblichen Körper eingelagert sein.

DIE GRÜNE APOTHEKE

FÜR MORGENS

Myo-Inositol	Natürliche	Vitamin K
L-Arginin	Carotinoide	Chrom
Maca	Vitamin B6	Molybdän
Tomatensamen-Extrakt (Fruitflow)	Vitamin C	Iodine
	Vitamin D	Selen
Mangan	Vitamin E	Calcium

FÜR ABENDS

Folsäure	Niacinamid	Magnesium
Q-10	Pantothensäure	Eisen
Maca	Vitamin B12	Kupfer
Omega-3	Biotin	Zink
Vitamin B1	MCHC	Calcium
Vitamin B2		

5.5
Speziell für Männer

Multi-Vitamin-Mineral-Schub für Männer[36]

Diese Rezepturen beziehen sich auf die speziellen Bedürfnisse des männlichen Körpers: In chronobiologischer Anwendung erzielen Vitamine, Mineralien, Phytostoffe und weitere Substanzen erwünschte Effekte.

Vitamine, Spurenelemente und Mineralstoffe sind die Bausteine des Lebens. Sie sind von essenzieller Bedeutung, da ohne sie unser Organismus nicht funktionieren kann. Eine wenig achtsame Lebensweise, die hormonellen Veränderungen während der Andropause und das zunehmende Alter können bewirken, dass die notwendigen Mikronährstoffe nicht mehr in ausreichender Menge zur Verfügung stehen. Daraus wiederum können die Mangelerscheinungen und Krankheiten resultieren, die für den männlichen Organismus ab der Lebensmitte typisch sind.

Auch hier gilt bei der chronobiologischen Rezeptur: Einzelne Nährstoffe können gleichzeitig zugeführt werden, da sie sich ergänzen und ihre Wirkung verstärken. Andere Vitamine und Mineralien würden zu diesem Zeitpunkt hinderlich sein, während sie sich mit einem Abstand von acht oder mehr Stunden nützlich machen.

Alle Vitamine, Spurenelemente, Mineralstoffe und pflanzlichen Extrakte sind in der chronobiologischen Rezeptur so kombiniert, dass sie dem Organismus zum jeweils richtigen Zeitpunkt für ein optimales Zusammenwirken zur Verfügung stehen. Zusätzlich wurde die Wirkstoffkombination dem männlichen Metabolismus angepasst: Die hier aufgeführten Phytostoffe für den Mann sind damit die perfekte Ergänzung für den täglichen Gebrauch.

DIE GRÜNE APOTHEKE

FÜR MORGENS

Vitamin A	Vitamin C	Chrom
Natürliche	Vitamin K	Selen
Carotinoide (Beta-	Inositol	Molybdän
Carotin, Lutein,	Citrus-Bioflavonoide	Jod
Lycopen)	Calcium	Muira-Puama-Extrakt
Vitamin D	Magnesium	Damiana-Extrakt
Vitamin E	Mangan	Schwarzer-Pfeffer-
Cholin (Bitartrat)	Bor	Extrakt
Vitamin B6		

FÜR ABENDS

Vitamin B1	Biotin	Kupfer
Vitamin B2	Folsäure	Smilax-Extrakt
Vitamin B12	PABA	Ingwer-Extrakt
Soja-Isoflavonoide	Kalium	Ginseng-Extrakt
Niacinamid	Zink	Schwarzer-Pfeffer-
Pantothensäure	Eisen	Extrakt

Männergesundheit[37]

Pflanzenextrakte mit mild-hormonellen Wirkungen gleichen den schleichenden Hormonmangel beim Mann über fünfzig aus und helfen bei Antriebsschwäche, bei beginnendem Testosteronabfall und gegen einen Umbau der Körpersilhouette.

Die Auswirkungen der Andropause gehen weit über das Sexualleben des Mannes hinaus, wiewohl sie dort recht präsent sind - mit Libidoverlust, Potenzabnahme und geringerem Ejakulationsdruck. Weitere Symptome dieser Alterserscheinung sind: Nervosität, Depression, Konzentrationsschwäche, Schlafprobleme, Schmerzen in Gelenken und Knochen, Schweißausbrüche, Blutarmut, Haarausfall, Rückenprobleme, trockene Haut und Ermüdbarkeit.

Die männlichen Sexualhormone verabschieden sich langsamer als jene im Körper der Frau. Doch einer Hormon-Desynchronisierung entgeht auch das starke Geschlecht nicht. Zusammengefasst werden diese Vorgänge im Körper des Mannes mit der Bezeichnung „Andropause". International bevorzugt man den Begriff PADAM (Abkürzung der englischen Wörter für Partielles Androgen-Defizit des älteren Mannes). Das Testosteron bildet die Speerspitze dieser Entwicklung; gemeinsam mit dem Melatonin, dem Wachstumshormon und mit DHEA gehen dem Mann die wichtigsten Regulatoren des Stoffwechsels in der gewohnten Stärke verloren.

Diese Phase zwischen dem 40. und 55. Lebensjahr überrascht viele Männer mit einer Fülle hormoneller, körperlicher, seelischer, psychologischer, sozialer, sexueller und spiritueller Aspekte. Das Testosteron sinkt im Männerkörper stärker als seine geringer dosierten

Östrogene. So kommt es durch eine Balanceverschiebung der Sexualhormone zu der als Verweiblichung beschriebenen Figurveränderung; Muskelabbau und Veränderungen im Fettstoffwechsel begünstigen die Entstehung eines dicken Bauches und eine Vergrößerung der Brust. Depression mit hormoneller Ursache - auch hier ist das fehlende Wachstumshormon HGH verantwortlich - gilt als oft unerkanntes Problem des alternden Mannes.

Aus alldem resultiert die Empfehlung frühzeitiger Hormongaben zur Gesunderhaltung und zur Vermeidung von Altersfolgen. Es ist unter Umständen unzureichend, nur ein, zwei Botenstoffe anzuheben - entscheidend ist am Ende die Gesamtwirkung.

Positiv auf die generellen Hormondefizite im männlichen Körper wirken sich Substanzen einer Reihe von Heilpflanzen in Kombination mit anderen Nährstoffen und Aufbaubestandteilen aus. Diese Phytostoffe verstärken sogar den Schutz vor hormonabhängigen Erkrankungen.

DIE PHYTOSTOFFE FÜR DEN MANN, ZUR CHRONOBIOLOGISCHEN ANWENDUNG

Eingesetzt werden komplette, weil natürlich gebildete Wirkstoff-Ensembles mit besonders guter Verträglichkeit. Sie regulieren bei Antriebsschwäche - oft bedingt durch den einsetzenden Testosteronmangel - die Hormonspiegel vor allem mit diesen Substanzen:

Taurin und L-Arginin

—

Aminosulfonsäure und Aminosäure mit positiver Wirkung auf das Herz-Kreislauf-System.

Sägepalme

—

Enthält wertvolle Öle, Polysaccharide, Phytosterine, Flavonoide und Carotinoide. Sie führen vor allem im Frühstadium einer gutartigen Vergrößerung der Prostata zu deren Rückgang.

B-Vitamine

—

Unerlässlich für eine Reihe von Körperfunktionen, darunter die kognitiven Fähigkeiten, Zellerneuerung und der Stoffwechsel.

Lignane

—

Antioxidantienreiche Stoffgruppe mit großer Ähnlichkeit zu den Sexualhormonen; möglicher Schutz vor hormonabhängigen Tumoren in Prostata und Darm.

Tribulus terrestris

—

Stimulierende Substanz, kurbelt die körpereigene Testosteronproduktion an. Bewirkt bis zu fünfzig Prozent mehr bioaktives Testosteron.

Ginkgo biloba

—

Fördert die Durchblutung und führt so zu Gedächtnisverbesserung und mehr Muskelkraft.

Zu erwartende Effekte im Körper des Mannes sind eine Verbesserung bei Antriebsschwäche, positive Wirkungen auf das Herz-Kreislauf-System, positive Einflüsse auf eine gutartige Vergrößerung der Prostata, möglicher Schutz vor hormonabhängigen Tumoren, stimulierende Wirkung, Steigerung der morgendlichen Testosteronproduktion, Förderung der Durchblutung, Gedächtnisverbesserung und mehr Muskelkraft.

DIE GRÜNE APOTHEKE
FÜR MORGENS

L-Arginin	Lignane	Vitamin B6
Taurin	Vitamin B1	Vitamin C
Sägepalmen-Extrakt (Saw Palmetto)	Vitamin B2	Vitamin E

FÜR ABENDS

Tribulus terrestris	Ginkgo-biloba-	Zink
Niacinamid	Extrakt	Vitamin B12

Lust der Männer[38]

Auch organisch gesunde Männer können unter einer Abnahme ihrer Libido leiden - hier helfen stimulierende und kräftigende Pflanzensubstanzen aus den Volksmedizinen der Welt.

Sex zählt zu den besten Maßnahmen zur Erhaltung von Gesundheit und Leistungskraft. Viele Umstände des modernen Lebens lassen die Lust jedoch versiegen: Angst, Überforderung, Existenzstress, Enttäuschung, Alkohol, Nikotin, Medikamente, chronische Krankheiten oder Behinderungen. Zusätzlich hat das fortschreitende Alter mit der Abnahme verschiedener Hormone starke Auswirkung auf die körperliche Liebe.

Seit einigen Jahren beobachten Mediziner einen fast ausgeglichenen Prozentsatz von Männern und Frauen mit reduziertem sexuellem Verlangen. Eine große Zahl von Menschen ist zwar organisch vollkommen gesund, steht aber unter Stress oder hat Sorgen - auf andauernde Belastung und Anspannung reagiert auch die Libido.

Rund zwei Drittel aller Paare sind mit ihrem Sexualleben nicht zufrieden.

Unter diesen Bedingungen ist es ein Glücksfall, dass fein aufeinander abgestimmte pflanzliche Stoffe den Test der Wissenschaft erfolgreich bestehen. Erstmals können Männer wie Frauen nach einer Pille für die Lust greifen, erhältlich in unterschiedlicher, geschlechtsspezifischer Rezeptur.

Ausführliches Studium des zweitausend Jahre alten Wissens um die Stimulierungskraft weiblicher und männlicher Sexualität aus dem Extrakt der peruanischen Heilpflanze Maca brachte Wissenschaftler auf die Idee, ihre Substanzen mit anderen in der Libidosteigerung bewährten pflanzlichen Wirkstoffen zu kombinieren. Das Ergebnis ist eine natürliche Lustpille als Nahrungsergänzungsmittel in zwei differenzierten Formeln, entsprechend den geschlechtsspezifischen organischen Bedürfnissen von Frau und Mann. Mehr als ein Dutzend aufeinander abgestimmte Substanzen sind so konzipiert, dass sie die Lustfähigkeit und die Leistungsfähigkeit steigern.

DIE GRÜNE APOTHEKE

FÜR MORGENS UND FÜR ABENDS

Maca-Extrakt	Muira Puama
Ginseng, diverse Arten	Querebracho-Rinde
Ginkgo-biloba-Extrakt	Bor
Gelée royale	Brennnessel
Niacin	Tribulus terrestris
L-Arginin	Korallencalcium-Mix
Zink	Schwarzer-Pfeffer-Extrakt
Sägepalmen-Extrakt	

Gesunde Prostata[39]

Wachstumshemmende und zellschützende Heilpflanzen sind die Favoriten unter den Phytostoffen zum Schutz vor altersbedingten Prostatabeschwerden.

Die Veränderungen der Prostata setzen zwischen dem vierzigsten und fünfzigsten Lebensjahr ein; langsam und in Schüben entwickeln sie sich weiter. Die so genannte Vorsteherdrüse zeigt eine Vergrößerung und Vermehrung des Zellgewebes nach außen hin wie nach innen. Dieses Volumen kann die Harnröhre komprimieren, die mitten durch die Drüse verläuft; auch wird in der Folge der Ansatz zur Harnblase immer stärker abgeknickt.

Die Benigne Prostata-Hyperplasie, abgekürzt BPH, ist die häufigste Blasenentleerungsstörung des Mannes. Sie vermindert erheblich die Lebensqualität. In der Regel fällt sie zeitlich mit den hormonellen Umstellungen während der Andropause zusammen und damit mit einer Abnahme der Produktion männlicher Sexualhormone, vor allem des Testosterons.

🌿

DIE GRÜNE APOTHEKE

FÜR MORGENS

Vitamin C	Espen-Extrakt	Selen
Vitamin E	(Zitterpappel)	Omega-3 (EPA, DHA)
Kürbiskern-Extrakt	Goldrauten-Extrakt	Fossilierte
Brennnessel-Extrakt	Spargel-Extrakt	Mineralstoffe

FÜR ABENDS

Astaxanthin	Resveratrol	Fossilierte
Sägepalmen-Extrakt	Beta-Sitosterin	Mineralstoffe
Kürbiskern-Extrakt	Omega-3 (EPA, DHA)	

Männliche Fruchtbarkeit[40]

Phytostoffe, Heilpflanzen und weitere Substanzen zur Nahrungsergänzung erhöhen auf voneinander unabhängigen Ebenen die Beweglichkeit, Vitalität und Anzahl der Spermien und steigern auch deren Qualität.

Mindestens 35 Prozent, möglicherweise bis zur Hälfte der Reproduktionsstörungen haben ihre Ursachen im männlichen Organismus. In einem Drittel der Beispiele findet sich der Grund ausschließlich beim Mann; in bis zu weiteren zwanzig Prozent sind, wie erwähnt, Faktoren sowohl beim Mann als auch bei der Frau feststellbar. Gleichzeitig wissen Männer jedoch wenig darüber, was im medizinischen Sinne eine Fortpflanzung positiv beeinflusst, und noch weniger, was diesen Prozess stört.

Etwa jedes sechste Paar stößt beim Versuch der ersten Schwangerschaft auf Hindernisse. Die Medizin definiert ein Paar als unfruchtbar, wenn während eines Jahres bei ungeschütztem Sex keine Befruchtung erreicht wird.

Dass die Störung häufig auf Seiten des Mannes liegt, erstaunt in Hinblick auf die beeindruckende Leistung der maskulinen Sexualfunktionen: Immerhin setzt ein zeugungsfähiger Mann bei jeder Ejakulation zwischen 120 und 600 Millionen seiner Samenzellen frei.

Sind die Spermien gut genug?

Die Realität zeigt: Je länger ein Paar subfertil bleibt, wie es medizinisch heißt, desto schwieriger erweist sich eine effektive Behandlung. Bereits bei moderaten, aber doch ernsten Auffälligkeiten der Samenqualität wird daher eine therapeutische Beeinflussung des Mannes empfohlen. Die Analyse der Spermienqualität mittels Spermiogramm ist - im Vergleich zu den Untersuchungen einer Frau - schnell, schmerzlos und einfach zu machen. Eine vollständige Samenanalyse umfasst das Volumen, die Konzentration an Spermien und den Prozentsatz der sich aktiv bewegenden Samenzellen, definiert als „Motilität".

Für eine Verbesserung der Spermienproduktion bietet sich eine ganze Reihe von Maßnahmen an. Eine diesbezügliche Nahrungsergänzung zielt deshalb darauf ab, unterschiedlichste Pflanzen-Extrakte, Aminosäuren, Vitamine und Spurenelemente zusammenzufügen: So fördert man die Bewegungsfähigkeit, die Vitalität und die Anzahl der Spermien auf möglichst vielen, voneinander unabhängigen Ebenen.

Bei der Zusammensetzung der Nahrungsergänzung versucht man, möglichst jedes Stadium der Samenproduktion positiv zu beeinflussen. Die Spermienbildung in den Hoden, in den Samenbläschen und den Hodenkanälchen wird von Hormonen gesteuert. Der Reifeprozess der einzelnen Zelle erstreckt sich über drei Monate und schützt sie am Ende auch vor dem sauren Milieu der Vagina. Die alkalische Schleimhaut der Gebärmutter stimuliert ihre Beweglichkeit. Eigene Energien treiben die Zelle etwa drei Millimeter pro Minute dem Ziel entgegen - bis zu drei Tage haben die Spermien Zeit, ihr Ziel zu erreichen, so lange sind sie befruchtungsfähig.

Den Monate dauernden Reifeprozess begleitet idealerweise eine hochwertige Versorgung mit Nährstoffen: Dazu zählen pflanzliche Verstärker für Libido und Hormonproduktion aus den Volksmedizinen Südamerikas und Asiens, Vitamine in intelligenter Abstimmung, Enzyme zur Erhöhung der Immunabwehr und vitaminähnliche Aminosäure-Wirkstoffe für den Stoffwechsel, für den Immunschutz und für die Energie in Hinsicht auf die Bewegungsfähigkeit. Aktuell im Blickpunkt steht Pyrroloquinoline quinone (PQQ), ein extrem antioxidatives Enzymmolekül. PQQ wirkt aktiv direkt in den Mini-Kraftwerken der Zellen, auch der Samenzellen. Diese Prozesse werden durch die Spurenelemente Selen, Kupfer und Zink stimuliert. Einen wichtigen Beitrag leisten außerdem entzündungshemmende Omega-3-Fettsäuren.

DIE GRÜNE APOTHEKE

FÜR MORGENS

L-Carnitin	Vitamin E	Muira Puama
L-Arginin	Pyrroloquinoline	Beta-Carotin
Coenzym Q-10	quinone (PQQ)	Vitamin B6
Vitamin C	Selen	Omega-3

FÜR ABENDS

Maca-Extrakt	Kupfer	Folsäure
Tribulus terrestris	Vitamin B12	Omega-3
L-Glutathion	Pyrroloquinoline	Korallencalcium-Mix
Zink	quinone (PQQ)	

5.6
Haut, Haare, Nägel

Schwachstelle Haut[41]

Phytostoffe und weitere Substanzen der Anti-Aging-Medizin regenerieren die Haut und helfen, altersbedingte Veränderungen umzukehren.

Der Alterungsprozess betrifft den gesamten Körper, aber an keinem anderen Organ ist er so deutlich spürbar und sichtbar wie an der Haut. Bereits ab dem 25. Lebensjahr beginnt die Haut, sich zu verändern: Die Energie der Zellen zur Erneuerung wird schwächer, die Stoffwechselvorgänge werden langsamer. Überhaupt benötigt die Haut allmählich mehr Zeit für ihre Regeneration. Die Lipid-Produktion lässt nach, und mit ihr vermindert sich die Schutzfunktion der Haut, sie verliert ihre Fähigkeit, Feuchtigkeit zu binden. Sie produziert weniger Elastin und Kollagen, wodurch Elastizität, Festigkeit und Widerstandskraft abnehmen; die Haut wird dünner und empfindlicher. Erheblichen Einfluss haben zudem Faktoren wie extreme Sonneneinstrahlung und Belastungen aus der Umwelt. Dadurch bilden sich immer mehr aggressive Sauerstoffmoleküle; sie greifen Zellen an und können sie sogar zerstören.

Anhaltende seelische Probleme und falsche Ernährung müssen ebenfalls zu den Ursachen frühzeitig alternder Haut gerechnet werden, weil sie ihre Versorgung mit Nährstoffen behindern und notwendige hormonelle Effekte hemmen. Weniger Fett und Zucker, dafür mehr Ballaststoffe, frisches Obst und Gemüse wirken dagegen Wunder. Eine spezielle Diät gibt es nicht, die Haut will vielmehr mit allem versorgt werden, was auch der übrige Körper braucht: vollwertige Kohlenhydrate, Eiweiße, gesunde Fette, Mineralien, Spurenelemente und ein Heer von Vitaminen.

Nährende Substanzen sollten auf die unterschiedlichen Bedürfnisse der Haut im Laufe der 24 Stunden eines Tages zugeschnitten sein: Wie unser Körper kann sie gewisse Stoffe nur zu bestimmten Zeiten aufnehmen und verwerten. Somit ist es sinnvoll, der Tag-Haut und der Nacht-Haut das Richtige zur richtigen Zeit anzubieten - auf der Basis des chronobiologischen Prinzips ergänzen und unterstützen sich die Wirkstoffe gegenseitig.

DIE GRÜNE APOTHEKE
FÜR MORGENS

Vitamin A	Alpha-Liponsäure	Kräuter-Extrakte
Vitamin C	Weißtee-Extrakt	aus Klettenwurzel,
Vitamin E	(Isoflavone)	Rotkleeblüte,
Selen	Schwarzer-Pfeffer-	Löwenzahn,
Coenzym Q-10	Extrakt	Mariendistel

FÜR ABENDS

Niacin	Lutein	Zeaxanthin
Folsäure	Kräuter-Extrakte	MSM
Hyaluronsäure	aus Ringelblume,	Schwarzer-Pfeffer-
Biotin	Schachtelhalm,	Extrakt
Astaxanthin	Traubenkernen	Tocotrienol-Komplex

Cellulite, ein Thema der Frauen[42]

Cellulite ist eine sichtbar gewordene Stoffwechselstörung - empfohlen werden Phytostoffe und weitere Substanzen zum Schlucken und zum Einmassieren.

Wenn eine Frau einen Mann um etwas beneiden kann, ist das möglicherweise der Unterbau seiner Haut. Bei Männern ist das Bindegewebe besonders stark vernetzt. Über Kreuz verlaufende Kollagenfasern bilden eine feste Haltestruktur. Die unzähligen Fettkammern sind mikroskopisch klein und bleiben es fast in jedem Fall auch. Die männliche Haut kann kaum ausgedehnt werden, selbst Bewegungsmangel und fettreiche Ernährung steckt sie mühelos weg. Bei Frauenhaut ist das grundsätzlich anders.

Ein Geschenk der Evolution

Die Dellen an den Oberschenkeln, an den Hüften, am Po und an den Oberarmen sind genau genommen ein Geschenk der Evolution an das Überleben der Menschheit. Dass Cellulite vor allem Frauen trifft, liegt in den weiblichen Hormonen begründet: Östrogene übermitteln dem Bindegewebe Informationen zur Dehnbarkeit, mal stärker, mal schwächer. Außerdem steuern sie den Fettstoffwechsel derart, dass die Schicht der Speicherzellen in bestimmten Regionen erheblich dicker wird. Diese Lipozyten werden hormonbedingt von vornherein voluminöser angelegt als beim Mann. Für rund achtzig Prozent der Frauen entwickelt sich daraus ein höchst unerwünschtes Phänomen. Spätestens auf dem letzten Höhepunkt der biologischen Gebärfähigkeit, etwa um den 35. Geburtstag, hat eine Frau mit großer Wahrscheinlichkeit Cellulite.

Das weibliche Gewebe ist in hohem Maß dehnbar - Voraussetzung für eine natürlich verlaufende Schwangerschaft.

Aber nicht alle Zellsubstanzen sind so flexibel. Mit den daraus resultierenden Verformungen sind die Bindegewebsfasern überfordert, die zwar elastisch, aber unregelmäßig verteilt sind; vor allem sind sie parallel angelegt und nicht kreuzförmig vernetzt. Derartige Strukturen können die neu entstehenden Wölbungen nicht harmonisch kontrollieren, was auch evolutionär niemals notwendig war. Fettzellen schieben sich zwischen Kollagenfäden. Im Laufe der Zeit werden die Fettkammern durch die Haut sichtbar, sie drücken sich durch und bilden die typische Orangenhaut. Besonders die dehnbaren Fasern geben im Alter am stärksten nach.

Ein kürzlich entdecktes Zusammenwirken der Extrakte von mehr als einem Dutzend Heilpflanzen liefert endlich eine hoffnungsvolle Cellulite-Strategie. Die Beeinflussung der Gewebeveränderungen erfolgt dabei von innen durch die Einnahme einer Nahrungsergänzung sowie von außen mittels einer Creme. Erfolgreiches Gegensteuern bei Cellulite muss die Chronobiologie berücksichtigen, den

Effekt der inneren Uhren auf den Stoffwechsel in den Hautschichten. Durch spezielle Phytostoffe gelingt sogar die Intensivierung der Fettverbrennung. Die Lipolyse wandelt Fettsäuren in Energie um.

Kräftigen, straffen, Zellen erneuern

Hochaktive Wirkstoffe zur Verstärkung von Fettabbau liefert ein Extrakt der indischen Ayurvedapflanze Centella asiatica in einer Creme. Ihre Substanzen wirken direkt gegen Bindegewebsschwäche, erhöhen den Gehalt an Kollagen und lassen verlorene Zellstrukturen wieder aufleben. Diese pflanzlichen Moleküle zur Hautstraffung und zur Kräftigung der Gewebefasern werden morgens äußerlich angewendet und direkt in die Haut eingelagert.

Die Anti-Cellulite-Creme enthält außerdem Koffein, das älteste Stimulans der Menschheit, sowie DHEA. Aus diesem rezeptfreien Pro-Hormon entstehen direkt im Hautgewebe spezielle Steuermoleküle mit den unterschiedlichsten Aufgaben.

Für die Gesundheit der Haut spielen Botenstoffe einer Hormongruppe namens Eicosanoide eine wichtige Rolle. Sie entstehen direkt in den Zellen der Haut und wirken überall im Körper, etwa durch ihre speziellen Gewebshormone, die Prostaglandine. Sie steuern den Blutfluss, regulieren Schlafzeiten und beeinflussen die mentale Konzentration. Die gleichen Eicosanoide kontrollieren das Wachstum der Struktureiweiße. Neu ist das genauere Wissen über den tageszeitlichen Bedarf der Haut. Die Zellen benötigen außerordentlich viele Baustoffe, vor allem am Morgen.

185

So sieht eine vielversprechende Zwei-Phasen-Nahrungsergän-
zung aus: in der Morgenkapsel ein Extrakt der chinesischen Heilpflanze Citrus aurantium zur besseren Durchblutung und für den
Abbau von Speicherfett, außerdem Bioflavonoide, Beta-Carotin
und Zeaxanthin sowie Pflanzen-Extrakte, zum Beispiel Algenwirk-
stoffe aus dem Blasentang zur Drüsenanregung, wilder Asparagus,
Hagedorn-Beere und grüner Tee. Parallel dazu das Auftragen der
Cellulite-Creme, mit dem Hauptziel des Koordinierens der Bioak-
tivitäten durch pflanzlich-hormonelle Faktoren. Abends eine Kapsel mit ebenfalls Citrus aurantium, ergänzt durch Substanzen aus
der Ananas, der Papaya, der Rosskastanie, aus Weintraubensamen,
Ginkgo biloba, Soja und anderen Pflanzen.

DIE GRÜNE APOTHEKE
FÜR MORGENS

Pflanzen-Extrakte aus Weißdorn, Blasentalg, Grüntee, Spargelwurzel	Citrus aurantium	Chrom
	Vitamin E	Korallencalcium-Mix
	Vitamin C	

FÜR ABENDS

Pflanzen-Extrakte aus Weißdorn, Ananas, Centella asiatica, Papaya,	Java-Tee, Rotklee, Ginkgo biloba, Ingwer, Rosskastanie, Traubenkernen	Citrus aurantium
		Soja-Lecithin
		Korallencalcium-Mix

CREME AM MORGEN

Phytostoffe und weitere Nahrungsergänzungs-Substanzen der Anti-Aging-Medizin zur Stoffwechsel-Unterstützung bei Cellulite:

DHEA	Centella asiatica	Koffein

Schöne Haare und Nägel[43]

Haare und Nägel hungern nach wertvollen Nährsubstanzen - und danken es uns mit Gesundheit, attraktivem Aussehen und überzeugendem Wachstum.

Die Zusammenhänge sind ebenso faszinierend wie Besorgnis erregend: Verrät die chemische Analyse des Haupthaars einen Mangel an Selen, droht eine Arthrose im Knie. Fehlen den Fingernägeln bestimmte Schwefelatome, lässt das Ergebnis ein generelles Osteoporose-Risiko vermuten. Im Umkehrschluss bedeutet das: Werden dem Körper wichtige Bausteine vorenthalten, gehen sie auch den Haaren und Nägeln ab.

Neueste wissenschaftliche Erkenntnisse erklären erstmals nicht nur, welche Substanzen sie vor allem benötigen, sondern auch wann speziell. Hilfe auf diesem hohen Niveau ist begründet: Umweltgifte, Stress und Fehlernährung machen uns buchstäblich von Kopf bis Fuß zu schaffen. Aus einem kranken Darm gelangt nur ein Bruchteil der Mikrostoffe bis in die Haarwurzeln und Nagelbetten. Haare und Nägel bestehen aus Schichten von Hornzellen. Brüchigkeit deutet direkt auf Unterversorgung und Mangelzustände hin. Und äußerlich können zu heißes Föhnen und übertriebene Sonnenexposition zu Schäden führen.

Für die Gesundheit der Haare und Nägel spielt, wie bei der Haut, die Hormongruppe der Eicosanoide eine wichtige Rolle. Sie entstehen in unmittelbarer Nähe direkt in den Zellen der Haut, und sie steuern unter anderem das Wachstum des Keratins, des wichtigsten Strukturproteins von Haaren und Nägeln. Neu ist das genaue Wissen über den tageszeitlichen Bedarf: Die Zellen der Haarwurzeln teilen sich besonders rasch und benötigen außerordentlich viele Baustoffe vor allem am Morgen. Aber ihre Verabreichung muss die Gesamtzufuhr berücksichtigen.

Das einzelne Haar hat eine Lebenszeit von zwei bis sechs Jahren. Auch das erklärt, warum Haare den Gesundheitszustand des Körpers zuverlässig widerspiegeln.

Fingernägel wachsen viermal schneller als Zehennägel. Beide Gruppen reagieren auf Veränderungen hormoneller Bedingungen. Auffälligkeiten können auf eine Reihe von Problemen hinweisen; sie betreffen in der Regel die Organe Herz, Lunge, Nieren, Leber und Schilddrüse.

DIE WICHTIGSTEN PHYTOSTOFFE ZUM AUSGLEICH DER MANGELZUSTÄNDE

Niacin
—
Vitamin B3 wirkt im Körper als starker Radikalefänger.

Biotin
—
Vitamin B8 wirkt als Co-Faktor wichtiger Enzyme.

Sojabohnen-Extrakt
—
Seine Phytoöstrogene mildern die hormonellen Veränderungen ab der Lebensmitte.

Zink
—
Dieses Mineral unterstützt die Absorption von Enzymen und weiteren Mineralstoffen.

Selen
—
Niedrige Spiegel dieses schwefelähnlichen Elements sind ein generelles Alarmsignal.

Schachtelhalm (Zinnkraut, Equisetum arvense)
—
Diese Heilpflanze hat viel natürliches Silicium. Es wird für besonders strapazierbare Gewebe, zum Beispiel Knorpel, ebenso benötigt wie für die Festigkeit von Zähnen, Haaren, Nägeln.

Hyaluronsäure
—
Als Bestandteil des straffenden Bindegewebes reguliert sie von innen den Feuchtigkeitsfilm auf der Haut.

Methylsulfonylmethan
—
Schwefel ist ein unverzichtbares Element des menschlichen Stoffwechsels. Im Körper stecken rund 150 Gramm, vor allem in Haaren, Nägeln und Knorpelsubstanz. MSM ist ein Modulator des Immunsystems, entgiftend und entzündungshemmend.

Vitamine B6, C und E (am Morgen)
—
Sie geben unterstützenden Schutz vor Haarausfall und brüchigen Nägeln und sind Basisstoffe des Bindegewebes.

Vitamine B1, B2, B12 (am Abend)
—
Sie sorgen für einen beschleunigten Austausch von leblosem durch glänzendes Haar.

DIE GRÜNE APOTHEKE
FÜR MORGENS

Vitamin B6	Schachtelhalm	Hyaluronsäure
Vitamin C	(Zinnkraut,	MSM
Vitamin E	Equisetum arvense)	Korallencalcium-Mix
Selen	Sojabohnen-Extrakt	

FÜR ABENDS

Niacinamid	Biotin	MSM
Vitamin B2	Zink	L-Cystein
Vitamin B12	Hyaluronsäure	Korallencalcium-Mix
Vitamin B1		

Akne bei Erwachsenen[44]

Antimikrobielle Phytostoffe mit mild-hormonellen Wirkungen versprechen eine deutliche Abnahme des Leidensdrucks bei Erwachsenen-Akne.

Die Acne tarda ist eines jener Leiden, die von hoher psychosozialer Belastung begleitet werden - bei Dermatologen-Kongressen wird immer wieder vor Bagatellisierung gewarnt. Die Erwachsenen-Akne tritt meist zwischen dem dritten und fünften Lebensjahrzehnt auf, fast immer als Wiederholung einer ähnlichen Problematik viele Jahre zuvor, diesmal allerdings an anderen Stellen: um den Mund, auf den Wangen und am Hals. Kaum eine Patientengruppe ist für eine Abnahme des emotionalen Leidensdrucks dankbarer.

Entzündungen hemmen mit Vitamin A

Erfreulicherweise reagiert die geplagte Haut schon auf niedrige Vitamin-A-Gaben. Gute Ergebnisse werden vor allem in Kombination mit antimikrobiellen und anti-entzündlichen Stoffen erzielt, die ebenfalls schnell wirken und Entzündungen effektiv hemmen. Unzählige Enzyme, Vitamine, Spurenelemente und andere Nährstoffe haben sich in wissenschaftlichen Untersuchungen als hochaktive Haut-Helfer herauskristallisiert.

Für den Einsatz bei Akne wurde von Ärzten der Anti-Aging-Medizin eine leicht verträgliche Dosis von Vitamin A mit ebenfalls bewährten Substanzen abgestimmt. Ihre drei Haupteigenschaften: entzündungshemmend, hautreinigend, schadstoffabbauend.

Zink, das chemische Element, das als altes Hausmittel zur Verbesserung der Wundheilung bekannt ist, bewährt sich in dieser Partnerschaft. Wissenschaftliche Studien bestätigen eine Wirkung, die jener von Antibiotika vergleichbar ist. Im gesunden Körper sind drei bis vier Gramm davon enthalten. Der Akne-Patient benötigt diese Heilsubstanz regelmäßig.

An den entzündlichen Prozessen in der Haut ist eine Reihe von Eiweiß-Substanzen beteiligt. Im Laufe eines Heilprozesses müssen sie abgebaut werden. Diese Aufgabe übernimmt das Vitamin Pantothensäure: Es überführt Fettsäuren in eine Form, die leichter geknackt werden kann. Auch Niacin ist ein hautaktives Vitamin der B-Familie, es wirkt durch Gefäßerweiterung und Hautdurchblutung. Ähnlich aktiv im Abbau von Proteinen und Fetten sind pflanzliche Enzyme mit der Kraft zum Abbau von Eiweißen, der Proteolyse.

Die störenden Substanzen werden in Moleküle zerlegt und von den Abwehrkräften beseitigt. Hier bewährt sich besonders das natürliche Enzym Bromelain, das in pharmazeutisch reiner Form aus der Ananas gewonnen wird. Es zählt zu den Natursubstanzen mit stark entzündungshemmendem Effekt und kann den Verlauf einer Entzündung stoppen.

Blut reinigen mit der Großen Klette

In der Akne-Behandlung übernehmen auch Substanzen mit blutreinigender Wirkung eine wichtige Funktion. Dafür hat die Forschung die Wurzeln der Großen Klette, Arctium lappa, entdeckt. Sie hat eine lange Tradition in der asiatischen Volksmedizin. Mit hormonähnlichen pflanzlichen Wirkstoffen gleicht sie Defizite aus, die durch den Rückgang der körpereigenen Hormonproduktion in der strapazierten Haut zu erkennen sind.

Beim Zusammenwirken dieser Nährstoffe, Spurenelemente, Vitamine und Enzyme wird der Erfolg auch davon bestimmt, wie rasch das Gewebe seine Unempfindlichkeit gegenüber Schadstoffen oder entzündlichen Substanzen wiedererlangt. Diese anti-toxische Immunität erreicht man durch eine Verstärkung der Abwehrmechanismen. In der Hautregulierung bei Akne wird zu diesem Zweck ein Extrakt der Thymusdrüse eingesetzt.

Wegen des Vitamins A wird von der Einnahme während der Schwangerschaft und in der Zeit des Stillens abgeraten.

DIE GRÜNE APOTHEKE
FÜR MORGENS

Vitamin A	Pantothensäure	Schwefel
Vitamin C	Calcium	Bromelain
Niacin	Magnesium	Thymus-Extrakt
Vitamin B6	Zink	Nukleinsäuren-Pulver
Vitamin B12	Kalium	Klettenwurzel-Extrakt

Entgiftung[45]

Eine Detoxifikation durch die Mischung aus Heilkräutern, Gewürzen und weiteren pflanzlichen Quellen verbessert die Darmflora und die Aufnahme wichtiger Mikronährstoffe. Die beste Wirkungsphase ist nachts.

Die Schadstoff-Belastung durch Schwermetalle, Umweltgifte, Säuren und Schlacken maskiert sich mit vielen Symptomen. Säuren entstehen auf ganz natürliche Weise: Milchsäure aus der Muskelkraft, Harnsäure aus dem Fleischkonsum, Essigsäure aus Fetten und Süßigkeiten, Gerbsäure aus Kaffee und Tee.

Diese ätzenden Substanzen können ebenso wie Einlagerungen aus der Umwelt in dieser Form weder ausgeschieden noch abgebaut werden. Damit die aggressiven Moleküle Gewebe, Drüsen und Organe nicht zerstören, sollten sie zügig neutralisiert werden. Dafür werden Spurenelemente und Mineralstoffe aus bestimmten Depots abgerufen. Gifte werden in kristalline Salze umgewandelt, die ausscheidbar sind. Diese Form der körpereigenen Abwehr wird zunehmend schwieriger.

2009 hat die Europäische Union selbst das hoch riskante Schwermetall Kupfer als Pestizid sogar für die Biolandwirtschaft zugelassen, obwohl es als Faktor für eine Tremor-Entwicklung bekannt ist.

Besondere Belastungen durch Quecksilber, Eisen, Thallium, Cadmium, Blei und Aluminium sind medizinisch belegt. Die Ansammlung solcher Substanzen im Körper ist viel häufiger, als allgemein angenommen wird.

Gifte sind im Bindegewebe zwischengelagert

Übersteigt das Volumen der Schadstoffbelastung die Kapazität der körpereigenen Entgiftung, werden die Gifte zwischengelagert. Besonders der Bindegewebsraum mit den haarfeinen Blutgefäßen zur Versorgung der Zellen wird zur Müllhalde. Zu den daraus resultierenden Störungen im Zellstoffwechsel zählen Einschränkungen der Sauerstoffversorgung und der Energiegewinnung. Sie legen die Grundlagen für eine Reihe von chronischen Erkrankungen: Allergien, Stimmungsschwankungen, Schlafstörungen, Kopfschmerzen, Arthritis und Nervenentzündungen sind noch die harmloseren. Auch Schmerzen der Gelenke und Muskeln sowie im Rücken können Warnsignale sein.

Eine Verschlackung bedeutet auch das Aufbrauchen der Mineralstoffreserven. Für eine Entgiftung werden deshalb Phytosubstanzen eingesetzt, die - parallel zur Detoxifikation durch eine Mischung aus

Heilkräutern, Gewürzen und weiteren pflanzlichen Quellen - wichtige Stoffwechselvorgänge wieder intensivieren. Die Entgiftung verbessert die Darmflora; Vitamine und Mineralstoffe aus der Nahrung können intensiver aufgenommen werden. Die Säure-Basen-Balance wird zurückgewonnen.

Eine ganze Reihe von Natursubstanzen kann oral eingenommen werden, am besten vor dem Schlafengehen: darunter Breitwegerich (harntreibend, anti-inflammatorisch); Blondes Psyllium (verdauungsfördernd); Capsicum-Extrakt (durchblutungsfördernd); Schwarze Walnuss (anti-inflammatorisch).

DIE GRÜNE APOTHEKE
FÜR MORGENS

Plantago major (Breitwegerich)	Capsicum	Linum usitatissimum (Lein)
	Knoblauch	
Plantago ovata (Blondes Psyllium)	Hagebutte	Ulmus fulva (Schleimulme)
	Aloe vera	
Kaolin	Rhabarberwurzel	Glycyrrhiza glabra (Süßholz)
Cascara sagrada (Amerikanische Faulbaumrinde)	Juglans nigra (Schwarze Walnuss)	
		Eibisch
	Sennesblätter	Pfefferminze

6
HORMONE

Starke Helfer

Ihre unablässige Nachrichten- flut steuert uns durchs Leben.

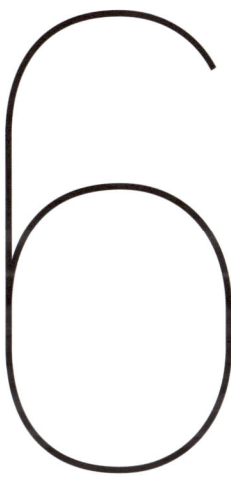

6.1
Aus eigener Erzeugung:
Schönheit, Weisheit, Lebenskraft

Hormone sind im Organismus selbst gebildete, in kleinsten Mengen wirksame Stoffe. Blutdruck, Knochengesundheit, Qualität des Schlafs und seelische Verfassung - alles ist ihr Werk.

Ihr Name kommt vom altgriechischen „horman" für anregen: Hormone steuern den Stoffwechsel, die Fortpflanzung, das Wachstum und die inneren Uhren. Gemeinsam mit dem Nervensystem dienen sie der Informationsübertragung. Für die Beeinflussung durch solche Botenstoffe besitzen unsere Zellen spezielle Haftpunkte, so genannte Rezeptoren. Durch die Hormonwirkung werden innerhalb der Zelle genetisch festgelegte Stoffwechselschritte aktiviert, etwa die Bildung eines neuen Hormons oder die Veränderung der Durchlässigkeit der Zellmembran für bestimmte Stoffe.

In unserem Körper wirken:
- Aus Drüsen in die Blutbahn abgegebene Hormone, zum Beispiel aus dem Zwischenhirn, der Hirnanhangdrüse, der Zirbeldrüse, der Schilddrüse, der Nebenschilddrüse, den Nebennieren, der Bauchspeicheldrüse, den Hoden, den Eierstöcken und der Plazenta
- Neurohormone aus Nervenzellen im Zwischenhirn
- Gewebshormone aus Zellverbänden, etwa aus dem Magen-Darm-Kanal

Hormone lassen sich verschiedenen chemischen Gruppen zuordnen: Es gibt Steroide, Aminosäurederivate, Eiweißkörper - so genannte Peptide - und Fettsäureabkömmlinge, genannt Prostaglandine.

Für Anti-Aging-Mediziner gilt es mittlerweile als gesichertes Wissen, dass bei individuell festgestelltem Hormonmangel durch kontrollierte Hormonzufuhr die Mehrzahl von Alterungsprozessen gestoppt oder gebremst werden kann. Hormone sind bei uns rezeptpflichtig. Die Verantwortung bei der Verschreibung gipfelt in dem lateinischen Leitsatz „primum nihil nocere" - vor allem nicht schaden. Nachteile dürfen nicht auftreten, und falls doch, müssen sie unter allen Umständen ungefährlich und angesichts überzeugender Vorteile durch die Behandlung gerechtfertigt sein.

Ihre Nachrichtenflut steuert uns durchs Leben

Ein Wort wie Midlife Crisis ist rasch gesagt, wenn eine Frau oder ein Mann dem Leben einen neuen Sinn zu geben versucht. Doch Endokrinologen, die Fachärzte des Hormongeschehens, könnten mit ihrem Wissen einiges an Aufklärung beitragen. Zur Lebensmitte entsteht zum Beispiel oft eine Balancestörung des Gehirnstoffwechsels, in der Regel durch den Abfall des Wachstumshormons.

Die wichtigsten Informationen innerhalb des weiblichen und des männlichen Körpers werden durch chemische Moleküle übertragen. Sie haben unterschiedliche Bezeichnungen: Hormone, Botenstoffe, Neurotransmitter. Mehr als 150 von ihnen wurden bisher identifiziert. Ihre unablässige Nachrichtenflut steuert uns durchs Leben. Der Blutdruck, jede sexuelle Regung, die Knochengesundheit, die Schlafqualität, unsere seelische Verfassung und der

Blutzuckerspiegel - alles ist das Ergebnis einer Dosis derartiger chemische Moleküle, im Blut, in der Lymphe oder im Gewebe. In diesem Orchester haben vier Botenstoffe, einzeln oder als Gruppe, eine besondere dirigierende Rolle: die Sexualhormone, das Wachstumshormon, eine eminent wichtige Hormonvorstufe namens DHEA und Melatonin.

Äußere Zeitgeber und die Chronobiologie bestimmen die Einflüsse der Hormone. Im täglichen Rhythmus ist das vor allem der Einbruch der Dunkelheit als Steuersignal für das Schlafhormon.

Langfristig werden auch die einzelnen Lebensphasen von dramatischen Veränderungen definiert; dabei prägt nichts das Hormonsystem so stark wie die evolutionäre Aufgabe des Menschen, die Fruchtbarkeit. Bis etwa Mitte zwanzig ist diese Funktion perfekt erfüllt. Entsprechend wird danach die Produktion der allermeisten Hormone kontinuierlich zurückgefahren, um eine Vergeudung zu vermeiden. Mit unseren wichtigsten Hormonen schwindet jedoch auf breiter Front auch die Vitalität.

Dominante Sexualbotenstoffe

Am dramatischsten greifen die Geschlechtshormone in unser Leben ein. Den Auftakt bildet die Pubertät, bei Mädchen zwischen dem 10. und 18., bei Jungen zwischen dem 12. und 20. Lebensjahr. In erster Linie prägen Östrogene das Verhalten der Frau, Testosteron jenes des Mannes. Die Hirnanhangdrüse sendet an bestimmte Organe den Befehl, verstärkt Sexualbotenstoffe herzustellen und ins Blut auszuschütten. Ihre überragende Bedeutung endet erst mit dem Verlust der Fortpflanzungsfähigkeit. Diesen Wendepunkt realisiert der weibliche Körper in kurzem Zeitraum; die Veränderungen des Mannes erstrecken sich in der Regel über mehrere Jahre, doch es gelten die gleichen Prinzipien. Die Wechseljahre sind ein natürlicher Vorgang, dennoch stellen sie für die Gesundheit eine Belastung dar.

Bei der weiblichen Menopause stürzt die körpereigene Produktion der Sexualbotenstoffe signifikant ab. Die Eierstöcke stellen erst die Produktion von Progesteron und später von Östrogen ein; Eizellen reifen nicht mehr. Ihr weiteres Leben verbringen Frauen mit den Auswirkungen der niedrigen Östrogenspiegel.

Die Sexualhormone im Körper der Männer verabschieden sich langsamer, doch auch sie erleben eine Hormon-Desynchronisierung. Mit Testosteron, Melatonin, dem Wachstumshormon und DHEA fehlen später die wichtigsten Regulatoren des Stoffwechsels in der gewohnten Stärke. Bei Depression mit hormoneller Ursache als oft unerkanntes Problem des alternden Mannes ist vor allem das abfallende Wachstumshormon, HGH, verantwortlich: Es ist nicht nur für Knochen, Fettgewebe oder Muskeln wesentlich, sondern ebenfalls für den Gehirnstoffwechsel.

Die Chemie der Jugend

DHEA gilt als unsere Jugendsubstanz schlechthin. Es ist die wichtige Ausgangsstufe für die weiblichen Hormone, die Östrogene, und die männlichen, die Androgene, in beiden Geschlechtern, sowie jene Muttersubstanz, aus der eine ganze Reihe weiterer Botenstoffe gebildet werden. Deshalb findet sich DHEA als Steroidhormon in höchster Konzentration im menschlichen Körper. Darüber hinaus wirkt es als genialer Gegenspieler des Stresshormons Cortisol.

Viele Menschen mit kardiovaskulären Problemen haben zu wenig vom schützenden DHEA, denn unser Organismus reduziert es bis zum 75. Lebensjahr auf nur noch ein Zehntel der jugendlichen Höchstmenge. Die Auswirkungen dieses Hormonmangels betreffen neben der Herzgesundheit vor allem die Fetteinspeicherung, die Stresskontrolle und die Zuckerverwertung.

Früh ersetzen, was verloren ging

Aus alldem resultiert die Empfehlung frühzeitiger Hormongaben zur Erhaltung der Gesundheit und zur Vermeidung gewisser Folgen des Alters. Dies umso mehr, als heute bereits die Bestimmung winziger Hormonmengen im Blut, Speichel, Urin und aus anderen Quellen möglich ist.

Die Anti-Aging-Medizin sieht Vorteile durch den Ausgleich verloren gegangener Hormonlevel, etwa zur Lebensmitte, bis zur Anhebung auf das frühere natürliche Niveau.

Eine vielversprechende Abwandlung der klassischen Hormonersatztherapie ist die individuelle Substitution: Dabei gleicht das einem Körper zugeführte Hormon speziell einen durch den individuellen Hormonstatus belegten Mangel wieder aus. Entscheidend ist jedoch immer die Gesamtwirkung: Oft ist es unzureichend, nur einzelne Botenstoffe anzuheben, sondern es kommt darauf an, alle Hormonspiegel und ihre Wechselwirkungen zu betrachten.

Eine herabgesetzte Versorgung des Körpers mit Hormonen hat einen signifikanten Anteil am Älterwerden. Bis auf wenige Ausnahmen gehen die Spiegel im Laufe des Lebens drastisch zurück. Ob sie damit direkt das Fortschreiten unseres individuellen, biologischen Alterns bestimmen oder ob umgekehrt andere Vorgänge den Abfall an Hormonen ab der Lebensmitte auslösen, ist nicht endgültig erforscht. Die Hormon-Theorie des Alterns besagt, dass die entscheidenden Faktoren von Veränderungen im endokrinen System herrühren, und betrachtet die gängigen Alterserscheinungen als direkte Auswirkungen dieser Abschwächungen. Als Lösung bietet sich an, diese Mängel auszugleichen.

Zunehmend macht sich die moderne Anti-Aging-Medizin die Erfahrung zunutze, dass bestimmte pflanzliche Substanzen als rezeptfreie Nahrungsergänzung mild-hormonelle Wirkungen ohne Nebeneffekte erzielen. Die gezielte Beeinflussung der organischen Prozesse durch Hormone ist in Deutschland, Österreich und der Schweiz Sache des Arztes oder der Ärztin und wird immer auf der Basis eines individuellen Hormonstatus erfolgen. Sechs Hormone und eine Hormon-Grundstufe, alle rezeptpflichtig, haben in der Präventionsmedizin und in der Anti-Aging-Medizin heute besondere Bedeutung.

DIE HILFREICHEN SIEBEN

Östrogen	Melatonin	Human Growth
Progesteron	Pregnenolon	Hormone /
Testosteron	DHEA	Wachstumshormon

6.2
Vielseitiges Östrogen

Das weibliche Geschlechtshormon gibt es in mehr als dreißig Varianten. Es kommt auch im männlichen Körper vor.

Östrogene sind nicht nur die bekanntesten, sie sind auch die wichtigsten und vielseitigsten Hormone im menschlichen Körper. Man betrachtet sie als Geschlechtshormone, da bis vor wenigen Jahrzehnten Fortpflanzung und Schwangerschaft als ihre Hauptaufgaben angesehen wurden. Dafür wurden sie von der Evolution besonders optimiert. Östrogene werden auch als Hormone der Schönheit bezeichnet, da sie das äußere Erscheinungsbild bestimmen, vor allem Haut und Haare.

Die Anti-Aging-Medizin berücksichtigt indessen viele weitere Wirkungsspektren und erzielt auf diesem Gebiet ihre größten Erfolge. Ein Beispiel: Östrogene ermöglichen erst spezielle Gehirnfunktionen, ohne deren geniale Koordination die komplexen Prozesse einer Schwangerschaft nicht möglich wären. Diese kognitiven Fähigkeiten leiden später unter einem Mangel; vor allem in der Menopause beklagen viele Frauen eine Verminderung der Gedächtnisleistung. Wird Östrogen zugeführt, setzt das Hormon im Gehirn gedächtnissteigernde Substanzen frei.

Die Zahl der in unseren Zellen entdeckten Andockstellen für die Hauptvertreter der Östrogene - Östron, Östradiol, Östriol - wächst kontinuierlich. Das beweist ihre Bedeutung, auch für den Stoffwechsel, für das Gewicht, für die Sinnesorgane, für den Knochenaufbau oder für die Blutgerinnung. Aus dem aktuellen Wissen über die Rolle der Östrogene wurde bereits ein breites Therapieangebot entwickelt.

Östrogene zögern zahlreiche Altersbeschwerden hinaus; gleichzeitig werden diese Hormone jedoch von vielen verteufelt. Die Hormone der Schilddrüse oder der Bauchspeicheldrüse genießen einen besseren Ruf, obwohl auch bei ihnen der nicht korrekte Umgang zu Komplikationen führt.

6.3
Aufbauendes Progesteron

Das Schwangerschaftshormon mit herausragender Steuerungsfähigkeit im Gehirn.

Noch im zwanzigsten Jahrhundert reduzierte die Wissenschaft die Funktionen des Gelbkörperhormons Progesteron auf die Sicherung der Fortpflanzung und auf die Einnistung des Embryos - daher die Bezeichnung Schwangerschaftshormon. Eine Einschätzung völlig unter Wert: Erst durch den Einfluss der Anti-Aging-Medizin wurde erkannt, wie vitalisierend, gesundheitsstimulierend und verjüngend, auch im kosmetischen Sinn, dieses Hormon ist.

Progesteron beherrscht die Zentralregulation des menschlichen Körpers. In der Schwangerschaft wird der Organismus mit der Kraft und der Energie für die Entwicklung neuen Lebens ausgestattet.

PROGESTERON IST EIN STEUERUNGSHORMON, UND DIE ZEICHEN STEHEN AUF AUFBAU. Dieser Zustand stabiler Gesundheit und sichtbarer Leistungskraft geht mit dem unvermeidlichen Hormonabfall allmählich verloren. Der Körper baut schneller ab, als er aufbaut. Die Haut wird dünner, trockener, verletzlicher; Gewebe bilden sich zurück, sichtbar an Falten im Gesicht und im Bereich der Muskeln. Knochen werden zerbrechlich. Auch Haare und Nägel bleiben vom Progesteronmangel nicht verschont.

Andauernde Vitalität

Diese Veränderung ist das genaue Gegenteil einer Schwangerschaft, jener Phase, in der sich Frauen besonders leistungsstark, kraftvoll und schön fühlen. Das Fehlen dieses Hormons wird deshalb durch überlegte Maßnahmen der Prävention in minimalem Umfang korrigiert. Fortschrittliche Mediziner sprechen von einer Sicherstellung der mütterlichen Organe. Ziel ist jetzt nicht neues Leben, sondern lang andauernde Vitalität und wiedergewonnene Schönheit durch das Gelbkörperhormon.

Von besonderer Bedeutung ist die hemmende Wirkung des Gelbkörperhormons auf Zerstörungsenzyme. Sie bauen Gewebe ab, bevorzugt in Körperbereichen, die verwundet sind oder die als besonders anfällig für Infektionen gelten, zum Beispiel die Schleimhäute der Scheide oder des Rachenraums. Untersuchungsergebnisse belegen, dass das Gelbkörperhormon mit dieser Hemmfunktion auch bei Inkontinenz und Beckenbodenschwäche hilft.

Ein ähnlicher Zerstörungsmechanismus wirkt allmählich auch in mechanisch strapazierten, minimal verletzten Venen. Nichts stoppt dort bei Hormonmangel die Dynamik der Abbauenzyme. Besenreiser und Krampfadern sind daher nicht kosmetische Oberflächlichkeiten, sondern gynäkologische, endokrinologische Erkrankungen. Lokale Entzündungen oder Folgen des Rauchens können sich in Gestalt einer gefährlichen Gefäßschwäche niederschlagen, Aneurysma genannt.

Eine ganze Reihe solcher Altersbedrohungen lässt sich unter günstigen Bedingungen mit dem Gelbkörperhormon verhindern oder behandeln. Bei Erkrankungen der Nerven kann es deren angegriffene Schutzschicht regenerieren. Das Auftragen von Progesteron-Gel lindert Schmerzen in der weiblichen Brust. Das Gelbkörperhormon ist außerdem kommunikativ und protektiv in die Energieerzeugung innerhalb der Zellkraftwerke eingebunden - das alles auch außerhalb einer Schwangerschaft.

6.4
Stärkendes Testosteron

Das wichtigste Sexualhormon der Männer - aber auch die Frauen haben es im Körper.

Androgene sind Hormone der Stärke, ihr Name setzt sich aus den altgriechischen Silben für „männlich" und für „erzeugend" zusammen. Im Körper der Frau finden sich Androgene sogar in höherer Konzentration als die weiblichen Geschlechtshormone - die Bezeichnung „männliche Hormone" ist im Grunde irreführend.

Androgene sind für beide Geschlechter unverzichtbar als Krafthormone bei der Produktion von bioverfügbarer Energie in der Mehrzahl unserer Zellen. Zusätzlich erhöhen sie das Kraftpotenzial durch Fettabbau, vor allem am Bauch.

Über Androgene verfügen auch die Pflanzen - Bäume etwa zeigen eindrucksvoll die Kraft dieser Botenstoffe, denn Androgene begründen die Stärke des Stamms und die Bildung der Äste.

Im männlichen Körper werden die Androgene in der Nebennierenrinde und im Hoden gebildet. Sie steuern die Entwicklung der Sexualorgane. Ein Teilgebiet umfasst die Gruppe der Steroide, die unter anderem als Vorläufersubstanzen weiterer Hormone wie DHEA fungieren. Das bekannteste Androgen ist das Testosteron. Es kommt bei beiden Geschlechtern vor, wenn auch in unterschiedlicher Konzentration und Wirkungsweise. In den Eierstöcken gebildete Androgene sind im Körper der Frau unter anderem Vorläufersubstanzen für die weiblichen Geschlechtshormone. Fehlen sie, führt das zu einem weiteren Östrogenmangel.

Androgene stimulieren den Aufbau und die Belastbarkeit des Skelettsystems und stärken vor allem das Bindegewebe. Ein schlaffes Unterhautgewebe, Bindegewebsschwäche und Cellulite sind Anzeichen von Androgenmangel. Männer haben von Natur aus mehr Skelettmuskelmasse und weniger Fettgewebe als Frauen. Androgene fördern die Muskelbildung und hemmen offensichtlich in bestimmten Fettzellen die Speicherung von Fetten, den Lipiden. Zirkulierende Spiegel männlicher Hormone beeinflussen außerdem unser Verhalten, denn sie können Nervenzellen reizen und an Aggression beteiligt sein. Testosteron prägt darüber hinaus den männlichen Phänotyp und wird für die Spermienproduktion gebraucht.

Sportler produzieren mehr davon

Der individuelle Lebensstil kann bei beiden Geschlechtern den Testosteronspiegel anheben, etwa durch sportliche Aktivität und Fettabbau; entgegengesetzte Effekte haben Nikotin, Alkohol und Stress. Obwohl Testosteron heute noch als vor allem männliches Hormon bewertet wird, ist es auch im Körper der Frau bei einem Überschuss oder Mangel die Ursache für eine Reihe von Veränderungen in der körperlichen und emotionalen Sphäre. Eine große Rolle spielt dieses Hormon auch in der Entwicklung der weiblichen Sexualität, besonders der Libido.

6.5
Taktgeber Melatonin

Das Mutterhormon der Chronobiologie zur Steuerung der inneren Uhren, auch Schlafhormon genannt.

Es wird vor allem im Gehirn produziert und aus der winzigen Zirbeldrüse ins Blut abgegeben: Melatonin ist die Hauptsubstanz für die Aufgaben der Chronobiologie, die jede Tätigkeit unserer Organe mit den so genannten inneren Uhren steuert. Neben der populären Bezeichnung Schlafhormon würden auch diese Namen passen: Schalt-Hormon, Uhr-Hormon oder Abwehr-Hormon.

Melatonin ist der vermutlich älteste aller bekannten Botenstoffe und erfüllt seit Urzeiten in jedem Lebewesen, ob Einzeller, Pflanze, Tier oder Mensch, ähnliche Aufgaben. Am wichtigsten ist die Beeinflussung der Tag-Nacht-Funktionen der Organe. Darüber hinaus koordiniert Melatonin als Super-Antioxidans die Immunreaktionen. Dabei ist es seine entscheidende Eigenschaft, von allen Geweben leicht absorbiert zu werden und so in jede Zelle einzudringen, was andere Radikalefänger nicht können. Aus diesem Grund wird mit der Einnahme von Melatonin gerade im älter werdenden Körper eine erstaunliche Palette von Gesundheitswirkungen verbunden.

Körpereigenes Melatonin wird durch Dunkelheit freigesetzt und sowohl durch künstliches wie natürliches weißes Licht jäh unterdrückt. Erst seit wenigen Jahrzehnten ist geklärt, auf welche Weise Melatonin die Rhythmen unserer inneren Uhren täglich steuert und kontrolliert.

Lichtsensor im Kopf

Vögel, Tiere und Menschen besitzen unter der Schädeldecke einen Lichtsensor für das Erkennen des Übergangs vom Tag in die Nacht. Dieses Schaltorgan ist etwa sechs Millimeter lang und wiegt kaum ein Gramm. Diese Zirbeldrüse - wegen der Ähnlichkeit mit einem Pinienzapfen auch Pinealorgan genannt - reagiert auf elektrisch übertragene Informationen der Netzhaut. Dadurch ist es möglich, dass das Pinealorgan nicht nur den Wechsel vom Tag zur Nacht registriert und in ein Hormonsignal umwandelt, sondern auch Informationen über die Jahreszeit empfängt und umwandelt, da die Hell-Dunkel-Phasen sich im Lauf des Jahres verändern.

Der in der Zirbeldrüse aktivierte Wirkmechanismus kann als das Hauptstellwerk aller inneren Uhren betrachtet werden. Diese Zentrale aktiviert unzählige Rhythmen in unserem Körper, die aufeinander und untereinander abgestimmt werden.

Diese Vorgänge geschehen vor allem im Nucleus soprachiasmaticus, einer kleinen Zellansammlung oberhalb des Sehnervs, die auch Sitz der inneren Uhr genannt wird. Über einen eigenen Blutkreislauf werden in der Folge von hier aus die wichtigsten Steuerhormone für Botenstoffe mit den wissenschaftlichen Kürzeln FSH, LH und ACTH in der Hirnanhangdrüse freigesetzt, die ihrerseits die Hormondrüsen im ganzen übrigen Körper kontrollieren.

Wegen seiner herausragenden Bedeutung wird das Schlafhormon als einziger Botenstoff nicht laufend aus Bestandteilen unserer Nahrung gebildet, sondern durch den Tag-Nacht-Rhythmus reguliert. Doch dabei kann es Probleme geben.

Der älteren Zirbeldrüse ist die ausreichende nächtliche Produktion von Melatonin nicht mehr möglich, auch wenn der Körper völliger Dunkelheit ausgesetzt wird. Diese Gehirndrüse ist - wie alle Areale mit überdurchschnittlicher Blutversorgung - prädestiniert dafür, unter Kalkablagerungen zu leiden. Ein weiterer Störfaktor besteht darin, dass der moderne Mensch sich als einziges Lebewesen von seinen Rhythmen löst und die Nacht zum Tag macht.

Während des Tages gibt die Zirbeldrüse eine geringe Menge Melatonin ab, was die zahlreichen, sich etwa alle neunzig Minuten wiederholenden Schlaffenster erklärt. Erst ein steiler Anstieg auf den ungefähr achtfachen Tagesspiegel bei Einbruch der Dunkelheit besitzt eine echte Umschaltfunktion. Je älter wir werden, umso niedriger fällt nachts diese Produktionssteigerung von Melatonin aus und umso kürzer hält das von ihm ausgehende Signal an die anderen Drüsen an. Es kommt nicht nur zu ausgeprägten Schlafstörungen; die möglichen Auswirkungen sind kaum aufzuzählen.

Da Melatonin der wichtigste Taktgeber für andere Hormone ist, kann sein Mangel ein Faktor für eine frühe Menopause sein. Es kommt zu einer Abschwächung der Produktion des Wachstumshormons. Laut einer aktuellen Studie fehlen bei einer Störung der Melatoninimpulse auch der Leber und der Bauchspeicheldrüse wichtige Informationen, und die Wahrscheinlichkeit einer Diabeteserkrankung nimmt zu. Ein Hinweis auf einen Mangel: Der Harndrang bleibt nachts aktiv wie bei Tag, weil dem Körper ohne Melatonin das spezielle Antihormon ADH fehlt.

Besondere Folgen hinterlässt der Melatoninmangel direkt im Gehirn. Alle nächtlichen Reparaturmechanismen werden verringert. Das Abspeichern von Informationen ins Langzeitgedächtnis, das nachts erfolgt, ist erschwert. Das erhöht die Anfälligkeit für frühzeitige Demenz und neurodegenerative Prozesse.

Linderung bei Migräne

Ebenso zahlreich wie die Mangelerscheinungen sind die Gesundheitswirkungen von Melatonin. Eine besondere neuroprotektive Wirkung besteht in der Reduzierung der Häufigkeit und der Schwere von Migräneattacken: Erklärt werden diese Auswirkungen mit den anti-entzündlichen und antioxidativen Effekten von Melatonin, die Schmerzen abschwächen und Schlaf fördern.

Melatoninmolekülen wird durch Einfluss auf die Enzymbildung und andere biochemische Maßnahmen eine schützende beziehungsweise hemmende Wirkung bei der Krebsentstehung zugebilligt, durch Studien nachgewiesen für Erkrankungen der Brust, der Leber, der Lunge und der Prostata.

Die am besten erforschte Wirkung von Melatonin ist die Beeinflussung des Schlaf-Wach-Rhythmus. Melatonin ist sowohl bei Störungen des Einschlafens als auch beim Durchschlafen wirksam, auch zur Milderung von Jetlag-Symptomen, und gut geeignet für Schichtarbeiter, die oft an Schlafstörungen leiden.

So nebenbei liefert das Schlafhormon nachts einen der interessantesten Anti-Aging-Effekte: Die nächtliche Absenkung der Körpertemperatur bedeutet eine gewisse Alterungsbremse; theoretisch würde sich bei kontinuierlich 24 Grad das menschliche Leben auf 200 bis 280 Jahre verlängern. Unter ärztlicher Kontrolle wird Melatonin daher in der Anti-Aging-Medizin therapeutisch eingesetzt (siehe auch „Gesundheitsfaktor Schlaf" in Kapitel 5.1).

6.6
Aktivierendes
Pregnenolon

Ein Hormon der Anti-Aging-Medizin zur Förderung der Gehirnleistungen und als Baustein weiterer Botenstoffe - es wird auch Einstein-Hormon genannt.

Es ist in der Öffentlichkeit weitgehend unbekannt, und doch ist Pregnenolon ein natürliches menschliches Hormon. Endokrinologen stufen es als Baustein für alle weiteren aus Cholesterin abgeleiteten Steroide ein, die als Botenstoff wirken, wie zum Beispiel die Sexualhormone. Pregnenolon ist ein wichtiger und positiver Gesundheitsfaktor, aber auch seine Produktion verringert sich früh im Laufe des Lebens. Zunehmend findet Pregnenolon im Rahmen der Anti-Aging-Medizin Verwendung. Es wird jedoch nur nach individueller Prüfung verschrieben, um unerwünschte Nebenwirkungen auszuschließen.

Gebildet wird Pregnenolon in den Zellen des Nervensystems im Gehirn - weshalb man es auch als Einstein-Hormon bezeichnet - sowie in den Nebennieren. Die stärkste Konzentration lässt sich im Gehirngewebe nachweisen, laut Tierstudien ist sie zehnmal stärker als jene von Gehirn-Steuerstoffen wie dem Stresshormon Cortisol. Der Körper produziert diese Substanz auch als Vorläufer für andere Steroidhormone, wie Progesteron, DHEA, Mineralocorticoide, Corticosteroide, Östrogene und Androgene.

Fabriksarbeiter wurden produktiver

Wissenschaftler befassten sich mit dieser Gehirnsubstanz erstmals in den vierziger Jahren; versuchsweise wurden Fabrikarbeitern fünfzig bis hundert Milligramm pro Tag verabreicht. Die Arbeiter berichteten über weniger Müdigkeit und ein besseres Lebensgefühl; ihre Produktionsleistung nahm zu. Pregnenolon erwies sich auch als hilfreich unter besonders fordernden Arbeitsbedingungen. Anschließende Studien deuteten darauf hin, dass Pregnenolon die Gedächtnisleistungen verbessert, die Stimmung hebt, Stress und Arbeitsbelastungen verringert - und nebenbei die Schmerzen von rheumatischer Arthritis lindert. Im Zuge der Forschung wurde festgestellt, dass Pregnenolon vom Körper in eine ganze Reihe von Hormonen umgewandelt wird, die eigene Gesundheitswirkungen aufweisen, zum Beispiel Cortison bei Arthritis, und das Interesse an Pregnenolon nahm ab und konzentrierte sich auf die neu gewonnenen Erkenntnisse.

STUDIEN VON 2001 UND 2002 LASSEN EINE DOPPELWIRKUNG VERMUTEN: PREGNENOLON UNTERSTÜTZT EINERSEITS DIE SPEICHERUNGSAKTIVITÄT DES GEHIRNS UND SCHÜTZT ANDERERSEITS DIE BETEILIGTEN NERVENGEWEBE VOR FREIEN SAUERSTOFF-RADIKALEN UND ANDEREN GEFAHREN.[46]

Inzwischen hat es sich in der Anti-Aging-Medizin eine Rolle als Super-Substanz zurückerobert, deren Bedeutung durch immer mehr Untersuchungen erklärt wird. So werden mittlerweile als weitere Effekte angeführt: klareres Denken, Steigerung von Energie und Libido, vermehrte Aktivitäten.

Pregnenolon wird nach der Aufnahme von Fett oder aus den daraus abgeleiteten Cholesterinen produziert. Von dieser Vorläufersubstanz stellt der Organismus immer jene Menge an Steroid-Bausteinen her, die aktuell benötigt wird. Pregnenolon wird direkt in Progesteron umgewandelt, das im Körper der Frau Sexualfunktionen wie den Menstruationszyklus steuert. Die Umwandlung beispielsweise in DHEA oder Progesteron geschieht bedarfsabhängig bei psychisch-körperlichen Belastungen. Damit reagiert ein gesunder Organismus auf Erkrankungen oder auf jeweilige Lebensphasen durch eine angepasste Produktion weiterer Botenstoffe wie Stresshormone und Sexualhormone.

Das Volumen an Pregnenolon, das im Körper für die anstehende Hormonproduktion zur Verfügung steht, nimmt mit fortschreitendem Lebensalter ab. In der Folge kommt es zu Hormonmangel mit zahlreichen Kettenreaktionen.

INDIKATIONEN, DIE EINE PREGNENOLON-SUBSTITUTION ÜBERLEGEN LASSEN:

Entzündliche Gelenkerkrankungen	Vergesslichkeit	Depressionen, Angstzustände und Schlafstörungen
Frauenbeschwerden	Chronische Müdigkeit, Stress und Erschöpfung	
Altersbeschwerden		

Eine regelmäßig ergänzende Zufuhr von Pregnenolon kann die wichtigsten Stoffwechselfunktionen wieder aktivieren, zahlreiche Erkrankungen günstig beeinflussen und vor altersbedingtem körperlichem Abbau schützen. Pregnenolon gilt daher ähnlich wie DHEA als Jungbrunnen-Hormon. Die zusätzliche Einnahme von DHEA steigert die Wirkung beider Substanzen, da Pregnenolon ein direkter Vorläufer von DHEA ist.

Vor jeder Einnahme ist Rücksprache mit einem Arzt dringend geboten. Auch ein körpereigenes Hormon wie Pregnenolon kann bei falscher Einnahme oder Überdosierung unerwünschte Nebenwirkungen haben. Dazu zählen Angst, Wut, Unrast und Schlafstörungen, Kopfschmerzen und Herzrasen. Für eine individuelle Dosierung enthalten verfügbare Kapseln jeweils 15, 30, 50, 100 oder 200 Milligramm Pregnenolon in pharmazeutischer Qualität.

6.7
Lange unterschätztes
DHEA

Die Wellness-Substanz der zweiten Jugend ist Baustein der weiblichen und männlichen Sexualhormone und weiterer Botenstoffe.

Die biochemisch wirksame Substanz DHEA, mit vollem Namen Dehydroepiandrosteron, ist das am weitesten verbreitete Steroid im Blutstrom des Menschen und am stärksten im Gehirngewebe vorhanden. Steroide bilden in unserem Körper die Basis für Hormone und weitere Moleküle.

Gemessen an seiner Bedeutung ist erstaunlich, dass erst die jüngere Wissenschaft DHEA größeres Interesse widmet. 1990 beschrieben 24 Wissenschaftler in einem Gemeinschaftswerk[47] mit dem Titel „Die biologische Rolle von DHEA" erstmals eindrucksvoll die Bandbreite seiner Wirkungen. Im Vorwort heißt es: „DHEA beeinflusst Diabetes, Übergewicht, Krebsanfälligkeit, Tumorwachstum, Nervensystem, Infektionen durch Viren und Bakterien, Stress, Schwangerschaft, Bluthochdruck, Hautbeschaffenheit, Erschöpfung, Depression, Gedächtnis und Immunreaktionen."

Offensichtlich wirkt DHEA in einer bestimmten Form auf unterschiedlichen Ebenen gemeinschaftlich mit weiteren Substanzen wie Hormonen, Enzymen und Vitaminen. Es wird mit Hilfe von Cholesterin in den Nebennieren, im Gehirn und in der Haut produziert. Ein nennenswerter Anteil von nichtgebundenem DHEA dient als Grundbaustein, oftmals auch als Pro-Hormon bezeichnet, bei der Produktion der männlichen und weiblichen Sexualhormone, also Testosteron und Östrogen.

Der Spiegel sinkt früh

Die Versorgung mit DHEA nimmt im Laufe des Lebens sehr früh ab. Der Spiegel erreicht seinen Höhepunkt im Alter von etwa 25 Jahren und sinkt danach kontinuierlich; der Organismus eines Neunzigjährigen verfügt über neunzig Prozent weniger als der Körper eines Zwanzigjährigen. Die vom Körper gebildeten Mengen an DHEA sind außerdem vom Geschlecht abhängig. Zusätzlich unterliegt die DHEA-Konzentration im Blut einer Tagesrhythmik.

Die DHEA-Dosis in Nanogramm kann durch eine Blutuntersuchung einfach ermittelt werden. In allen Altersstufen haben Männer in der Regel höhere Werte als Frauen.

EIN VERGLEICH

Männer	Frauen
zwanzig bis fünfzig Jahre:	zwanzig bis fünfzig Jahre:
9 ng/ml bis 1,5 ng/ml	8 ng/ml bis 1,0 ng/ml

Noch ist es nicht gelungen, die Wirkungen von DHEA als Partner anderer Substanzen von seinen eigenen Wirkungen zu unterscheiden. Gleichzeitig zeigt die Substitution von DHEA, mit der eine Annäherung an frühere Level erreicht wird, messbare Effekte von Anti-Aging, etwa gegen Fettsucht und als Prävention bestimmter Krebsrisiken. Eine herausragende Rolle nimmt der DHEA-Ersatz schließlich bei der Stabilisierung des Nervensystems ein und in der Behandlung von Alzheimer. Aufgrund seiner zahlreichen Wirkungen auf das Immunsystem und auf den Alterungsprozess des Gehirns wird es zunehmend bei nachlassender Leistungsfähigkeit im Alter eingesetzt.

DHEA wirkt stark harmonisierend auf die Psyche und erhöht die Verträglichkeit von Stress.

Zahlreiche Studien attestieren DHEA einen wirksamen Schutz gegen Herz-Kreislauf-Probleme des älteren Körpers, da es den Cholesterinspiegel senkt, die Gerinnungsfähigkeit des Blutes positiv beeinflusst und den Blutdruck normalisiert. Weitere Untersuchungen haben außerdem ergeben, dass DHEA das Gedächtnis merklich verbessert, das Immunsystem leistungsfähiger macht, den Abbau von Körperfett erhöht sowie gemeinsam mit Testosteron und Östrogen die Libido steigert.

Bereits 1971 war auffällig, dass Frauen mit Brustkrebs bis zu neun Jahre vorher einen zu niedrigen DHEA-Spiegel aufwiesen. Mit den Zellen von Versuchstieren gelangen eindrucksvolle Studienergebnisse in Bezug auf die Hemmung von Krebserkrankungen von Haut, Lunge, Darm, Brust und Leber. Ähnlich protektiv erwies sich die Gabe von DHEA bei Mäusen mit Fettsucht und Diabetes; die Lebensspanne einzelner Nager verlängerte sich um fast die Hälfte, unter DHEA wurde eine deutliche Zunahme an neuronalen Zellen festgestellt. Bestimmte Zellen mit besonderer Bedeutung für die Immunreaktionen verfügen über besonders aktivierbare Haftpunkte speziell für DHEA.[48]

Kein Wunder, dass die Wissenschaft dieses bislang etwas vernachlässigte Hormon mit neuer Hoffnung betrachtet - als das erste Mittel für die zweite Jugend. Eine genaue Dosierung von DHEA kann nur mit einem individuellen Hormonstatus erfolgen. Ab dem 25. Lebensjahr darf die Einnahme beginnen; verfügbar ist DHEA in jeweils 5, 10, 25, 25 und 50 Milligramm in pharmazeutischer Qualität.

6.8
Human Growth Hormone
HGH

Das Wachstumshormon ist eine in fast allen Zellen unseres Organismus wirksame Anti-Aging-Substanz.

Es ist eines der wirksamsten Hormone im ganzen Körper: das Wachstumshormon, im Englischen Human Growth Hormone genannt, abgekürzt HGH, mit der wissenschaftlichen Bezeichnung Somatropin. Ein Mangel ist gleichbedeutend mit einem erhöhten Risikoprofil für Herz-Kreislauf-Schäden und einer verminderten Lebenserwartung. Dieser Zustand äußert sich in vielfältigen Symptomen: erhöhte Masse an Körperfett, reduzierte Masse an Muskelzellen und Abnahme der Knochendichte.

HGH wird nicht geschluckt, da es der Körper in dieser Form nicht aufnimmt, man verabreicht es stattdessen per Spray unter die Zunge. Durch die Zugabe von Freisetzungsfaktoren kann der Pegel des Wachstumshormons erhöht werden: Zugefügt werden abends natürliche Substanzen wie GABA, Mucuna pruriens, L-Ornithin, L-Glutamin, L-Arginin und L-Isoleucin. Falls diese indirekte Stimulierung der körpereigenen Produktion nicht funktioniert, kann HGH direkt unter die Haut gespritzt werden - diese Methode ist rezeptpflichtig und sollte nur durch Spezialisten durchgeführt werden.

7

WAS WIR
BEKOMMEN.

Und was wir brauchen

Jedes der Mittel zur Nahrungs- ergänzung ist irgendwo auf der Welt ein Nahrungsmittel.

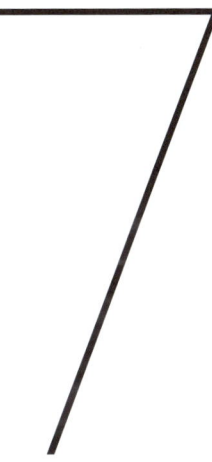

7.1
Was wir bekommen:
Mangel und Krankheit

Chronische Leiden verbreiten sich in epidemischen Ausmaßen. Bei einem Blick auf unsere Ernährung ist das kein Wunder.

Sieben von zehn Menschen in der westlichen Welt sterben nicht an plötzlichen Ereignissen. Sie beenden ihr Leben aufgrund der Folgen langwieriger Gebrechen wie Herz-Kreislauf-Krankheiten, Diabetes, Krebs, Metabolisches Syndrom, Fettsucht, Gefäßerkrankungen, Depression, Verdauungsprobleme, Stoffwechselstörungen, Rheuma, Arthritis, Fibromyome und Osteoporose. Was uns daher am meisten beschäftigt, wenn es ums gesunde Älterwerden geht, ist die Zunahme der chronischen Erkrankungen - eine Tendenz, die sich nur zum Teil durch längere Lebensdauer und größere Stresseinwirkung erklären lässt.

Die konventionelle Medizin begegnet chronischen Leiden mit einer wachsenden Armee teurer Medikamente. Sie zielen auf die Symptome, tragen aber meist nichts zur Verbesserung der Ursachen bei und können sogar neue Probleme hervorrufen.

Allmählich gerät die Verantwortung von unzureichender oder falscher Ernährung in den Fokus. Was wir dem Körper zuführen, spielt eine spezielle Rolle in der Balance der Hormone und Botenstoffe.

Sie werden aus einfacheren Molekülen und weiteren Bausteinen gebildet - und das sind genau jene Mikronährstoffe, auf die es ankommt. Ebenso ist jedes einzelne Organ auf Schlüsselvitamine und Top-Mineralstoffe angewiesen.

Systematische Veränderungen der Ernährung und Nahrungsergänzung werden seit etwa zwei Jahrzehnten vorbeugend und therapeutisch eingesetzt. Es gibt gute Gründe, die Art der Vermarktung und Verwendung von Mitteln zur Nahrungsergänzung kritisch zu beurteilen. Doch die Zusammenhänge sind eindeutig. Selbst bei einer genetischen Vorbelastung wird die Entstehung einer Krankheit von weiteren Faktoren mitbestimmt, und die Versorgung mit Mikronährstoffen ist von ihnen der wichtigste. Ernährung prägt die Stärke der Immunreaktionen, beeinflusst die Leistung der Organe, bestimmt die Stoffwechselvorgänge innerhalb der Zelle und ist unerlässlich für die Gewinnung von Energie.

Wir essen zu wenig und zu viel

Die meisten von uns essen zu wenig von dem, was sie brauchen, und zu viel von dem, was unvollkommen ist: überprozessierte Nahrungsmittel, Fast Food, Zucker, Weißmehl, Zusatzstoffe, minderwertige Fette. Bestimmte Nahrungsbestandteile erschweren es dem Körper, Vitamine und Mineralstoffe aufzunehmen. Ackerböden und Gewässer werden mit Pestiziden und anorganischen Substanzen angereichert, damit Feldfrüchte rascher wachsen und Fische sich schneller vermehren. Kühe werden mit Hormonen vollgepumpt, damit sie mehr Milch produzieren als jemals in ihrer siebentausendjährigen Geschichte als Nutztiere der Menschen.

Unsere Nahrung wird über große Entfernungen transportiert und muss dafür mit Chemikalien besprüht, geschützt und verpackt werden. Salat wird Gasen ausgesetzt, bevor er in Plastikbeuteln versiegelt wird, weil dies seine Frische verlängert. Fleischprodukte werden mit Röntgenstrahlen auf Knochensplitter und Fremdkörper kontrolliert. Alle diese Produkte überzeugen das Auge, aber überlisten nicht den Organismus.

Zwei Beispiele, die für sich sprechen

Etwa 250 Pestizide sind in Deutschland zugelassen. Unter ihnen hat vor allem Glyphosat, eine Hauptkomponente in einigen Breitbandherbiziden, kritische Medienberichte hervorgerufen. Für den deutschen Bund für Umwelt und Naturschutz steht Glyphosat unter Verdacht, Krebs auszulösen und Embryonen zu schädigen - bei Stichproben habe man diese Chemikalie bei einem großen Teil der Untersuchten im Urin gefunden, berichtete die Organisation. Glyphosat wird in der deutschen Landwirtschaft zu drei verschiedenen Zeitpunkten verwendet. Im November 2013 forderte der Bundesrat die Bundesregierung einstimmig auf, zwei der drei Anwendungen zu verbieten. Das Bundesamt für Risikobewertung im Geschäftsbereich des Bundesministeriums für Landwirtschaft und Ernährung wertete mehr als 150 toxikologische Originalstudien aus und fand „keine Hinweise auf eine krebserzeugende, reproduktionsschädigende oder fruchtschädigende Wirkung durch Glyphosat". Allerdings bestätigte man Zusatzstoffe, deren Toxizität höher sein könne.

Über Experimente, die etwas anders verliefen als erwartet, berichtete die „Süddeutsche Zeitung" am 5. November 2010 unter dem Titel „Der Burger, der nicht schimmeln will". Die Fotokünstlerin

Sally Davies hatte über Monate ein „Happy Meal" der Fast-Food-Kette McDonald's fotografiert, um den Verwesungsprozess zu dokumentieren. Doch weder verschimmelte der Hamburger, noch wurde er von Bakterien zerlegt. Er roch nicht und verweste nicht, er wurde lediglich etwas kleiner. Derselbe Artikel erwähnte eine ähnliche Erfahrung von Ernährungsberaterin Karen Hanrahan - sie versicherte glaubhaft, dass ihr Burger ungekühlt mehr als vier Jahre lang nicht verdorben sei.

Die Kluft wird immer größer

Aus der Umwelt werden wir mit Giften, verschmutzter Luft, Strahlung und Kunststoff-Partikelchen mit hormonell störenden Wirkungen bombardiert. Psychischer Stress kommt dazu; Verpflichtungen und Erwartungsdruck erhöhen die Stresshormone, die eigentlich für Kampf oder Flucht entwickelt wurden, verringern die Abwehrkräfte und schädigen die Zellgesundheit. Alle diese Belastungen vergrößern die Kluft zwischen dem, was unsere Organe benötigen und dem, was die Nahrung ihnen liefert.

7.2
Was wir brauchen:
Vorsorge durch Ergänzung

Auch Mittel zur Nahrungsergänzung sind achtsam anzuwenden. Stets sollte mit Umsicht entschieden werden, wer welche Substanz in welcher Menge und zu welchem Zeitpunkt zu sich nimmt.

Seit etwa einem Jahrzehnt geben führende medizinische Fachzeitschriften eine neue Richtung vor.

2002 schrieb das Journal of the American Medical Association: „Der Mangel an Vitaminen und Spurenelementen ist ein Risiko für chronische Erkrankungen und in der Bevölkerung weit verbreitet ... Die meisten Menschen konsumieren den notwendigen Bedarf an Vitaminen nicht durch Ernährung allein. Die Einnahme von Nahrungsergänzung erscheint wohlüberlegt."

Dem stehen Empfehlungen von meist staatlichen Institutionen entgegen, die zwar für unsere Ernährung zuständig, aber auf eine Partnerschaft mit der Ernährungsindustrie angewiesen sind. Ein Heer von Lobbyisten unterstützt sie bei der Bewältigung dieses Spagats; ihr Tenor: Nährstoffe sollten vor allem aus der Nahrung stammen - das genüge auch.

Wieviele Nährstoffe sind ausreichend?

Die von Gesundheitsbehörden veröffentlichten Recommended Daily Allowances (RDA), auch mit „empfohlener Tagesdosis" übersetzt, bezeichnen die nach dem aktuellen Wissensstand ausreichenden Mengen von essenziellen Nährstoffen. Den Bedarf beeinflussen Alter, Geschlecht, Erkrankungen, Medikamenteneinnahme, Alkoholkonsum und Rauchen. Für eine Schwangerschaft, für die Zeit des Stillens und für die Erholungsphase nach einer Operation gelten spezielle Empfehlungen. Die Mengen sind in der Regel für eine Bevölkerungsgruppe berechnet, die gesund ist und weder Medikamente noch Genussgifte konsumiert. Sie sind nicht für Menschen gedacht, die chronisch krank sind, sich in der Erholungsphase nach einer Krankheit befinden oder unter Dauerstress stehen. Die RDA sind auch nicht darauf ausgelegt, Mängel im Körper auszugleichen.

Empfehlungen mit Bezug auf den durchschnittlichen Bedarf basieren auf Berechnungen, die konkret nur für fünfzig Prozent der Bevölkerung als ausreichend gelten. Genannt werden auch Höchstmengen: UL (die Abkürzung für „Tolerable Upper Intake Level") steht für die maximale Menge ohne das Risiko einer Überdosierung, Ähnliches bezeichnen NOAEL („No Observed Adverse Effect Level") und LOAEL („Lowest Observed Adverse Effect Level"). Lebensmittel weisen auf dem Etikett in der Regel oft nur die Tageswerte (DV, „Daily Value") der Grundsubstanz in einer Zweitausend-Kalorien-Ernährung aus.

Viele Vitamine und Mineralstoffe dürfen in höherer Menge als empfohlen eingenommen werden. Beispielsweise kann nach Expertenmeinung eine Durchschnittsperson das Fünfzigfache der aktuellen

Tagesempfehlung für Vitamin B6 schlucken, ohne in die Nähe der Gefahrenobergrenze zu kommen. In einzelnen Fällen raten Ärzte sogar, über die Empfehlungen hinauszugehen, etwa in Bezug auf Vitamin D (RDA für Sechzigjährige: 600 IU), wenn die Einnahme als Osteoporose-Prävention (bis 1.000 IU) gedacht ist.

Einzelne Ergänzungen sind kritischer. Fettlösliche Vitamine wie A, E und K können sich im Fettgewebe anhäufen und über Monate, teilweise sogar über Jahre im Körper gespeichert werden. Das Dreifache einer Tagesempfehlung wäre hier schon zu viel. Grenzen empfehlen sich auch bei Selen und Eisen.

Supplements sollen die Ernährung ergänzen. Sie sind kein Ersatz für ausgewogenes Essen. Auch für sie gilt die Weisheit des griechischen Arztes Hippokrates: „Ob etwas Gift oder Heilmittel ist, bestimmt allein die Dosis." Alle als Nahrungsergänzungsmittel klassifizierten Substanzen werden irgendwo in der Welt als Lebensmittel verzehrt. In der Regel können sie in der empfohlenen Dosierung konsumiert werden.

Zu den sehr seltenen Substanzen, die eine vielleicht unerwünschte Begleitwirkung aufweisen können, zählt Synephrin, das aus der unreifen Frucht der Bitterorange, Citrus aurantium, extrahiert wird. Während auf milde und gut verträgliche Weise der Stoffwechsel und damit die Fettverbrennung verstärkt werden, kann es zu einer geringen Erhöhung des Blutdrucks kommen. Wer also mit Herzproblemen zu kämpfen hat und sein Gewicht mit Synephrin in den Griff bekommen möchte, ist gut beraten, darüber vorher mit seiner Ärztin oder seinem Arzt zu sprechen und sich Kontrolluntersuchungen zu unterziehen.

Intelligente Kombination entscheidet

Für den durchschnittlichen Verbraucher von Nahrungsergänzungsmitteln ist jedoch das Risiko gering, dass er mit ihnen Probleme
erleben wird. Die Wahrscheinlichkeit, an den Folgen eines ärztlich
verordneten Medikaments zu sterben, ist laut Alliance for Natural
Health International 62.000 Mal größer.[49] Am wirkungsvollsten sind
Mikronährstoffe, die
tageszeitlich korrekt
und aufeinander
abgestimmt zuge-
führt werden. Die
größtmögliche Qua-
lität der Inhaltsstoffe
und eine hochintel-
ligent konzipierte

KONVENTIONELLE ÄRZTE
BEURTEILEN MÖGLICHKEITEN DER PRÄVENTION
DURCH MIKRONÄHRSTOFFE ÜBERWIEGEND
ZURÜCKHALTEND.
DABEI BEFASST SICH EINE EIGENE, WENN
AUCH DER ÖFFENTLICHKEIT KAUM BEKANNTE
MEDIZINRICHTUNG HAUPTSÄCHLICH MIT DER
FUNKTION VON MIKRONÄHRSTOFFEN: DIE
ORTHOMOLEKULARE MEDIZIN.

Galenik, also ihre Zusammenstellung und Verarbeitung, sind entscheidend. Führende Hersteller garantieren eine Produktion nach
Good Manufacturing Standard (GMP). Qualität, Reinheit und Konzentration werden nach Vorgaben der Food and Drug Administration von unabhängigen Labors geprüft.

Wer mit einem Gesundheitsproblem zu kämpfen hat oder dauernd
Medikamente einnimmt, sollte vor der Entscheidung für Nahrungs-
ergänzungspräparate die Meinung einer Ärztin oder eines Arztes
einholen. So können Interaktionen mit pharmazeutischen Substanzen vermieden werden.

Das Alter
in unserer
Hand.

Fragen Sie einen Anti-Aging-Mediziner: Wann fangen wir am besten an, uns mit dem Altern zu beschäftigen? Er wird antworten: vor der Geburt. Wie eine werdende Mutter lebt und sich ernährt, prägt das Leben des Kindes in fünfzig Jahren und noch später mit. Von der optimierten Schwangerschaft bis hin zur Reaktion auf die altersbedingt nachlassende Leistungsfähigkeit unseres Organismus stellt der medizinische Fortschritt viele Optionen bereit.

Das Altern ist weitgehend entschlüsselt, die Prozesse der zweiten Lebenshälfte sind von den meisten Geheimnissen befreit. Treibende Kraft der globalen Forschung von Los Angeles bis Budapest, von Shanghai bis Adelaide ist nicht irregeleiteter Jugendwahn: Chronische Erkrankungen von epidemischen Ausmaßen entwickeln sich mittlerweile auf allen Erdteilen zu sozialen, ethischen und finanziellen Herausforderungen. Auf freiwilliger Basis entsteht neben der Krankheitsbekämpfung, der Pathogenese, eine Gesunderhaltung, die Salutogenese. Die Früherkennungsmedizin befasst sich mit der Variante, eine Erkrankung in ihren ersten Stadien anzugehen. 2009 hat das Nobelpreiskomitee diesem Fachgebiet erstmals eine Auszeichnung verliehen.

Prävention beginnt mit dem Verstehen; in Grenzen ist die Krankheit Alter bereits beeinflussbar. Im Fokus stehen die wichtigsten Veränderungen des älter werdenden Organismus und ihre krank machenden Begleiterscheinungen: chronisch niederschwellige Entzündungsabläufe unterhalb der Schmerzgrenze, eine zunehmende oxidative Belastung durch freie Sauerstoff-Radikale und der evolutionär geprägte Rückgang der Hormone und anderer Botenstoffe nach dem ersten Lebensdrittel. Hier ist es das Ziel, bereits im Frühstadium ausgleichend und behandelnd gegenzusteuern und drohende Krankheiten durch konsequente Vorbeugungsmaßnahmen überhaupt zu vermeiden.

Auf der Suche nach verlängerter Jugend bezieht die Anti-Aging-Medizin ihre spektakulärsten Erfolge aus der grünen Apotheke. Rund 70.000 sekundäre Pflanzenstoffe sind inzwischen ermittelt, gelistet und zum Teil erforscht. Man verfügt über riesige Datenmengen aus Untersuchungen an großen, ausgewählten und zuverlässigen Bevölkerungsgruppen mit der Bereitschaft, Wissenschaft und Forschung zu unterstützen - etwa die 120.000 Krankenschwestern aus der berühmten Nurses' Health Study[50]. Oft über Jahrzehnte werden Ernährungsgewohnheiten und die Häufung oder das Ausbleiben von Erkrankungen in einen Zusammenhang gebracht. Die Erkenntnisse daraus bilden seit Jahren eine Säule der Anti-Aging-Medizin.

Bestimmte Substanzen der Pflanzenwelt können bisher als unvermeidlich angesehene Effekte hemmen. Welche am Morgen für den Tag und welche am Abend für die Nacht am effektivsten sind - das sagt uns die junge Wissenschaft der Chronobiologie.

QUELLENANGABEN

1   „*Triumph der Tomate*", aus der ORF-Reihe „Universum", April 2014

2   Dänemark, 2011

3   Harris WS, von Schacky C. *The Omega-3 Index: a new risk factor for death from coronary heart disease?*
    In: Preventive Medicine 2004, 39, 212-220.

4   By mass, human cells consist of 65-90 % water (H_2O), and a significant portion is composed of carbon-containing organic molecules. Oxygen therefore contributes a majority of a human body's mass, followed by carbon. 99 % of the mass of the human body is made up of the six elements: oxygen, carbon, hydrogen, nitrogen, calcium, and phosphorus.
    In: Oxygen Review, http://www.oxygen-review.com/human-body.html
    (Stand 1.10.2014).

5   Johnson, G. *Why Everyone Seems to Have Cancer.*
    In: New York Times, 4.1.2014.

6   *U.S. Statistics. Life Expectancy by Age, 1850-2011.*
    In: http://www.infoplease.com/ipa/A0005140.html (Stand: 1.10.2014).
    2011: US-Zahlen: Männer 76,3 Frauen 81,1
    OECD-Zahlen für 34 Nationen: Männer 76,5 Frauen 81,3

7   Surh, YJ. *Cancer chemoprevention with dietary phytochemicals.*
    In: Nature Reviews Cancer, October 2003, VOLUME 3, 778.
    http://www.nature.com/nrc/journal/v3/n10/full/nrc1189.html (Stand: 1.10.2014).

8   Rao A. et al. *Physiological aspects of female libido enhanced by standardized Trigonella foenum graecum extract and mineral formulation.*
    University of Queensland 2011.

9   Côté J, Caillet S, Doyon G et al. *Bioactive compounds in cranberries and their biological properties.*
    In: Critical Reviews in Food Science and Nutrition August 2010, 50(7), 666-679.

10 Dhanasekaran M, Ren J. *The emerging role of coenzyme Q-10 in aging, neurodegeneration, cardiovascular disease, cancer and diabetes mellitus.*
    In: Current Neurovascular Research 2005; 2(5).

    Bhagavan HN, Chopra RK. *Plasma coenzyme Q10 response to oral ingestion of coenzyme Q10 formulations.*
    In: Mitochondrion, 2007 Juni; 7 Suppl. 78-88.

    Shargorodsky M et al. *Effect of long-term treatment with antioxidants (vitamin C, vitamin E, coenzyme Q10 and selenium) on arterial compliance, humoral factors and inflammatory markers in patients with multiple cardiovascular risk factors.*
    In: Nutrition & Metabolism (Nutr Metab London) 2010 Jul 6; 7:55.

    Crane FL. *Biochemical functions of coenzyme Q10.*
    In: Journal of the American College of Nutrition 20, Nr. 6, Dezember 2001, 591-598.
    PMID 11771674.

Syrkin A, Kogan A, Drynitsina S, Kuznetsov A, Pechorina E, Frenkel E. *The effect of soluble form of Coenzyme Q10 on the oxygen free radical processes and clinical course in patients with coronary heart disease - stabile angina pectoris.*
Boston: 1st Conference of the International Coenzyme Association 1998, 110-111.

Beal, MF. *Therapeutic effects of coenzyme Q10 in neurodegenerative diseases.*
In: Methods in Enzymology, 2004, 382:473-87.

11   Allein seit 1989 erschienen mehr als dreitausend Hauptveröffentlichungen über die verschiedenen Wirkungsbereiche des spektakulären Pflanzenstoffs Resveratrol.

12   *Association Between Fruitflow-II Treatment (Alone or in Combination With Resveratrol) and Changes in Cerebral Blood Flow, Fitness and Cognitive Function in Adults With Memory Complaints. ClinicalTrials.gov ID NCT01766180.*
In: http://clinicaltrials.gov/show/NCT01766180 (Stand: 1.10.2014).
Untersuchungzeitraum: 01/2013 bis 02/2015

13   Cagampang FR, Bruce KD. *The role of the circadian clock system in nutrition and metabolism.*
In: British Journal of Nutrition, Volume 108 / Issue 03 / August 2012, 381-392
http://dx.doi.org/10.1017/S0007114512002139 (Stand: 1.10.2014).

Shi Sq, Ansari TS, McGuinness OP, Wasserman DH, Johnson CH. *Circadian Disruption Leads to Insulin Resistance and Obesity.*
In: Current Biology, Volume 23, Issue 5, 4 March 2013, 372-381
(http://www.sciencedirect.com/science/article/pii/S0960982213000833,
Stand: 1.10.2014).

Abacioglu N. *A general approach to chronobiology and cardiovascular system rhythms.*
In: Abacioglu N, Zengil H (Hg.) Fundamentals of Chronobiology and Chronotherapy Palme Yayıncılık, Ankara 1999, 1-14.

14   Wikipedia: *Dr. Jürgen Aschoff, der erste Chronobiologe*
Zitat: „Viele Wissenschaftler aus der ganzen Welt kamen nach Andechs, um zusammen mit Aschoff zu arbeiten, unter anderen auch Colin Pittendrigh und Serge Daan. Hier fanden sie eine ausgezeichnete Ausstattung und - einmalig auf der Welt - den „Bunker", eine in den Berg gegrabene Isolationseinrichtung für die Erforschung von menschlichen und tierischen circadianen Rhythmen. Der Bunker wurde unter Mithilfe der NATO in den frühen 1960er Jahren gebaut."
In: http://de.wikipedia.org/wiki/Jürgen_Aschoff (Stand: 1.10.2014).

15   Oyanagi E, Yano H, Uchida M, Utsumi K, Sasaki J. *Protective action of L-carnitine on cardiac mitochondrial function and structure against fatty acid stress.*
In: Biochemical and Biophysical Research Communications 2011, Aug 19; 412(1): 61-67 (ISSN: 1090-2104).

Shackebaei D, King N, Shukla B, Suleiman MS. *Mechanisms underlying the cardioprotective effect of L-cysteine.*
In: Molecular and Cellular Biochemistry 2005 September; 277 (1-2): 27-31 (ISSN: 0300-8177).

Fujita M, Ohnishi K, Takaoka S, Ogasawara K, Fukuyama R, Nakamuta H. *Antihypertensive effects of continuous oral administration of nattokinase and its fragments in spontaneously hypertensive rats.*
In: Biological and Pharmaceutical Bulletin 2011; 34(11): 1696-1701 (ISSN: 1347-5215).

16 Patyar SS, Prakash AA, Modi MM, Bikash B Medhi. *Role of vinpocetine in cerebrovascular diseases.*
In: Pharmacological Reports 2011; 63(3): 618-628 (ISSN: 1734-1140).

Davis KL, Mohs RC, Tinklenberg JR, Hollister LE, Pfefferbaum A, Kopell BS. *Cholinomimetics and memory. The effect of choline chloride.*
In: Archives of Neurology 1980 January, 37(1): 49-52 (ISSN: 0003-9942).

Blin O, Audebert C, Pitel S, Kaladjian A, Casse-Perrot C, Zaim M, Micallef J, Tisne-Versailles J, Sokoloff P, Chopin P, Marien M. *Effects of dimethylaminoethanol pyroglutamate (DMAE p-Glu) against memory deficits induced by scopolamine: evidence from preclinical and clinical studies.*
In: Psychopharmacology (Berl) 2009 December; 207(2): 201-212 (ISSN: 1432-2072).

17 Oyanagi E, Yano H, Uchida M, Utsumi K, Sasaki J. *Protective action of L-carnitine on cardiac mitochondrial function and structure against fatty acid stress.*
In: Biochemical and Biophysical Research Communications 2011 Aug 19; 412(1): 61-67 (ISSN: 1090-2104).

Ungvari Z, Sonntag WE, de Cabo R, Baur JA, Csiszar A. *Mitochondrial protection by resveratrol.*
In: Exercise and Sport Sciences Reviews 2011 Jul; 39(3): 128-132 (ISSN: 1538-3008).

18 Ruddick JP, Evans AK, Nutt DJ, Lightman SL, Rook GA, Lowry CA. *Tryptophan metabolism in the central nervous system: medical implications.*
In: Expert Reviews in Molecular Medicine 2006;8(20): 1-27 (ISSN: 1462-3994).

Birdsall TC. *5-Hydroxytryptophan: a clinically-effective serotonin precursor.*
In: Alternative Medicine Review 1998 Aug; 3(4): 271-280.

19 Lerchl A, Reiter RJ. *Treatment of sleep disorders with melatonin.*
In: British Medical Journal (BMJ) 2012; 345:e6968 (ISSN:1756-1833).

Olbrich D, Dittmar M. *Older poor-sleeping women display a smaller evening increase in melatonin secretion and lower values of melatonin and core body temperature than good sleepers.*
In: Chronobiology International (Chronobiol Int) 2011 Oct; 28(8): 681-689 (ISSN: 1525-6073).

20 Miura T, Takagi S, Ishida T. *Management of Diabetes and Its Complications with Banaba (Lagerstroemia speciosa L.) and Corosolic Acid.*
In: Evidence-Based Complementary and Alternative Medicine (eCAM) 2012; 2012: 871495 (ISSN: 1741-4288).

Klein G, Kim J, Himmeldirk K, Cao Y, Chen X. *Antidiabetes and anti-obesity activity of Lagerstroemia speciosa.*
In: Evidence-based Complementary and Alternative Medicine. 2007; 4(4): 401-407.

Kumar SN; Mani UV; Mani I. *An open label study on the supplementation of Gymnema sylvestre in type 2 diabetics.*
In: Journal of Dietary Supplements (J Diet Suppl) 2010 Sep; 7(3): 273-282 (ISSN: 1939-022X).

21 Rathmann W, Tamayo T. *Epidemiologie des Diabetes in Deutschland.*
In: Deutscher Gesundheitsbericht Diabetes 2014, 9(1): R1-R8. Thiemeverlag.

22 Rathmann, Tamayo, a. a. O.

23 Khan V, Najmi AK, Akhtar M, Aqil M, Mujeeb M, Pillai KK. *A pharmacological appraisal of medicinal plants with antidiabetic potential.*
In: Journal of Pharmacy And Bioallied Sciences (J. Pharm Bioallied Sci.) 2012 Jan-Mar; 4(1): 27-42 (ISSN: 0975-7406).

Park C, Lee JS. *Banaba: the natural remedy as antidiabetic drug.*
In: Biomedical Research 2011; 22: 127-131.

24 Spadafranca A, Rinelli S, Riva A, Morazzoni P, Magni P, Bertoli S, A. Battezzati A. *Phaseolus vulgaris extract affects glycometabolic and appetite control in healthy human subjects.*
In: British Journal of Nutrition, 2012 October (http://www.ncbi.nlm.nih.gov/pubmed/23046862, doi: 10.1017/S0007114512003741 Stand: 1.10.2014).

Gougeon R, Harrigan K, Tremblay JF, Hedrei P, Lamarche M, Morais JA. *Increase in the thermic effect of food in women by adrenergic amines extracted from citrus aurantium.*
In: Obesity Research (Obes Res) 2005 Jul; 13(7): 1187-1194 (ISSN: 1071-7323).

25 Coyle W, Jasmer R. *Our gut flora: the internist's guide ACP 2012.*
American College of Physicians, Annual Meeting 2012 (Videopräsentation)

Omar JM, Chan YM, Jones ML, Prakash S, Jones PJH. *Lactobacillus fermentum and Lactobacillus amylovorus as probiotics alter body adiposity and gut microflora in healthy persons.*
In: Journal of Functional Foods Volume 5, Issue 1, January 2013.

26 Surh, YJ. *Cancer chemoprevention with dietary phytochemicals.*
In: Nature Reviews Cancer, October 2003, Volume 3, 768-780. PMID: 14570043.

Hasima N, Aggarwal BB. *Cancer-linked targets modulated by curcumin.*
In: International Journal of Biochemistry and Molecular Biology (Int J Biochem Mol Biol) 2012; 3(4): 328-351 (ISSN: 2152-4114).

Nagaraju GP, Aliya S, Zafar SF, Basha R, Diaz R, El-Rayes BF. *The impact of curcumin on breast cancer.*
In: Integrative Biology (Integr Biol Camb) 2012 Sep; 4(9): 996-1007 (ISSN: 1757-9708).

Xiao D, Powolny AA, Antosiewicz J , Hahm ER, Bommareddy A, Zeng Y, Desai D, Amin S, Herman-Antosiewicz A, Singh SV. *Cellular responses to cancer chemopreventive agent D,L-sulforaphane in human prostate cancer cells are initiated by mitochondrial reactive oxygen species.*
In: Pharmaceutical Research (Pharm Res) 2009 Jul; 26(7): 1729-1738 (ISSN: 1573-904X).

27 Kantor ED, Lampe JW, Vaughan TL, Peters U, Rehm CD, White E. *Association between use of specialty dietary supplements and C-reactive protein concentrations.*
In: American Journal of Epidemiology (Am J Epidemiol) 2012 Dec 1; 176(11): 1002-1013 (ISSN: 1476-6256).

Stellon A, Davies A, Webb A, Williams R. *Microcrystalline hydroxyapatite compound in prevention of bone loss in corticosteroid-treated patients with chronic active hepatitis.*
In: Postgraduate Medical Journal 1985 Sep; 61(719): 791-796 (ISSN: 0032-5473).

28 Pujalte JM, Llavore EP, Ylescupidez FR. *Double-blind clinical evaluation of oral glucosamine sulphate in the basic treatment of osteoarthrosis.*
In: Current Medical Research and Opinion (Curr Med Res Opin) 1980;7(2): 110-114 (ISSN: 0300-7995).

29 Whatham A, Bartlett H, Eperjesi F, Blumenthal C, Allen J, Suttle C, Gaskin K. *Vitamin and mineral deficiencies in the developed world and their effect on the eye and vision.*
In: Ophthalmic and Physiological Optics (Ophthalmic Physiol Opt) 2008 Jan; 28(1): 1-12 (ISSN: 0275-5408).

Ma L, Dou HL, Huang YM, Lu XR, Xu XR, Qian F, Zou ZY, Pang HL, Dong PC, Xiao X, Wang X, Sun TT, Lin XM. *Improvement of retinal function in early age-related macular degeneration after lutein and zeaxanthin supplementation: a randomized, double-masked, placebo-controlled trial.*
In: American Journal of Ophthalmology (Am J Ophthalmol) 2012 Oct; 154(4): 625-634.e1 (ISSN: 1879-1891).

30 Cieza A, Maier P, Poppel E. *The effect of ginkgo biloba on healthy elderly subjects*
In: Fortschritte der Medizin. Originalien (Fortschr Med Orig) 2003; 121(1): 5-10.

Davison KM, Kaplan BJ. *Nutrient intakes are correlated with overall psychiatric functioning in adults with mood disorders: linoleic acid, riboflavin, niacin, folate, vitamin B6, vitamin B12, pantothenic acid, calcium, phosphorus, potassium, iron*
In: Canadian Journal of Psychiatry (Can J Psychiatry) 2012 Feb; 57(2): 85-92 (ISSN: 1497-0015).

31 *The role of soy isoflavones in menopausal health: report of The North American Menopause Society Translational Science Symposium in Chicago, IL (October 2010)*
In: Menopause 2011 Jul; 18(7): 732-753 (ISSN: 1530-0374).

Taavoni S, Ekbatani N, Kashaniyan M, Haghani H. *Effect of valerian on sleep quality in postmenopausal women: a randomized placebocontrolled clinical trial.*
In: Menopause 2011 Sep; 18(9): 951-955 (ISSN: 1530-0374).

32 Oh KJ, Chae MJ, Lee HS, Hong HD, Park K. *Effects of Korean red ginseng on sexual arousal in menopausal women: placebo-controlled, double-blind crossover clinical study.*
In: Journal of Sexual Medicine (J Sex Med) 2010 Apr;7(4 Pt 1): 1469-1477 (ISSN: 1743-6109).

Wiklund IK, Mattsson LA, Lindgren R, Limoni C. *Effects of a standardized ginseng extract on quality of life and physiological parameters in symptomatic postmenopausal women: a double-blind, placebocontrolled trial. Swedish Alternative Medicine Group.*
In: International Journal of Clinical Pharmacology Research (Int J Clin Pharmacol Res) 1999; 19(3): 89-99 (ISSN: 0251-1649).

Waynberg J, Brewer S. *Ginkgo bilova. Effects of Herbal vX on libido and sexual activity in premenopausal and postmenopausal women.*
In: Advances in Therapy (Adv Ther) 2000 Sep-Oct; 17(5): 255-562 (ISSN: 0741-238X).

33 Ozgoli G, Selselei EA, Mojab F, Majd HA. *A randomized, placebo-controlled trial of Ginkgo biloba L. in treatment of premenstrual syndrome.*
In: Journal of Alternative and Complementary Medicine (J Altern Complement Med) 2009 Aug; 15(8): 845-851 (ISSN: 1557-7708).

Steinberg S et al. *A placebo-controlled clinical trial of L-tryptophan in premenstrual dysphoria.*
In: Biological Psychiatry; February 1999.

34 Gerli S, Papaleo E, Ferrari A, Di Renzo GC. *Randomized, double blind placebo-controlled trial: effects of myo-inositol on ovarian function and metabolic factors in women with PCOS.*
In: European Review for Medical and Pharmacological Sciences (Eur Rev Med Pharmacol Sci) 2007 Sep-Oct; 11(5): 347-354 (ISSN: 1128-3602).

Papaleo E, Unfer V, Baillargeon JP, Chiu TT. *Contribution of myo-inositol to reproduction.*
In: European Journal of Obstetrics & Gynecology and Reproductive Biology (Eur J Obstet Gynecol Reprod Biol) 2009 Dec; 147(2): 120-123 (ISSN: 1872-7654).

Battaglia C, Salvatori M, Maxia N, Petraglia F, Facchinetti F, Volpe A.
Adjuvant L-arginine treatment for in-vitro fertilization in poor responder patients.
In: Human Reproduction (Hum Reprod) 1999 Jul;14(7): 1690-1697 (ISSN: 0268-1161).

35 Portal der Frauen. *Frauen kommen in die Wechseljahre, Männer nicht.*
In: http://www.portal-der-frauen.de/frauengesundheit/news/20100304-frauenkommen-in-die-wechseljahre-maenner-nicht.html (Stand: 1.10.2014).

36 Cieza A, Maier P, Poppel E. *The effect of ginkgo biloba on healthy elderly subjects*
In: Fortschr Med Orig 2003; 121(1): 5-10.

Milasius K, Dadeliene R, Skernevicius J. *The influence of the Tribulus terrestris extract on the parameters of the functional preparedness and athletes' organism homeostasis.*
In: Fiziologicheskii zhurnal SSSR imeni I.M. Sechenova (Fiziol Zh) 2009; 55(5): 89-96.

Davison KM, Kaplan BJ. *Nutrient intakes are correlated with overall psychiatric functioning in adults with mood disorders: linoleic acid, riboflavin, niacin, folate, vitamin B6, vitamin B12, pantothenic acid, calcium, phosphorus, potassium, iron*
In: Canadian Journal of Psychiatry (Can J Psychiatry) 2012 Feb; 57(2): 85-92 (ISSN: 1497-0015).

37   Chen J, Wollman Y, Chernichovsky T, Iaina A, Sofer M, Matzkin H. *Effect of oral administration of high-dose nitric oxide donor L-arginine in men with organic erectile dysfunction: results of a double-blind, randomized, placebocontrolled study.*
In: British Journal of Urology (BJU Int) 1999 Feb; 83(3): 269-273 (ISSN: 1464-4096).

Mizushima S, Nara Y, Sawamura M, Yamori Y. *Effects of oral taurine supplementation on lipids and sympathetic nerve tone.*
In: Advances in Experimental Medicine and Biology (Adv Exp Med Biol) 1996; 403: 615-622 (ISSN: 0065-2598).

38   Gauthaman K, Ganesan AP, Prasad RN. *Sexual effects of puncturevine (Tribulus terrestris) extract (protodioscin): an evaluation using a rat model.*
In: Journal of Alternative and Complementary Medicine (J Altern Complement Med) 2003 Apr; 9(2): 257-265 (ISSN: 1075-5535).

Gonzales GF, Cordova A, Vega K, Chung A, Villena A, Gonez C, Castillo S. *Effect of Lepidium meyenii (MACA) on sexual desire and its absent relationship with serum testosterone levels in adult healthy men.*
In: Andrologia 2002 Dec; 34(6): 367-372 (ISSN: 0303-4569).

39   Carbin BE, Larsson B, Lindahl O. *Treatment of benign prostatic hyperplasia with phytosterols.*
In: British Journal of Urology (Br J Urol) 1990 Dec; 66(6): 639-641 (ISSN: 0007-1331).

Abdel-Rahman, MK. *Effect of Pumpkin Seed (Cucurbita pepo L.) Diets on Benign Prostatic Hyperplasia (BPH): Chemical and Morphometric Evaluation in Rats*
In: World Journal of Chemistry 1 (1): 33-40, 2006 (ISSN 1817-3128).

Wilt T, Ishani A, Mac Donald R. *Serenoa repens for benign prostatic hyperplasia.*
In: Cochrane Database Syst Rev 2002; (3): CD001423 (ISSN: 1469-493X).

40   Gonzales GF, Cordova A, Vega K, Chung A, Villena A, Gonez C. *Effect of Lepidium meyenii (Maca), a root with aphrodisiac and fertilityenhancing properties, on serum reproductive hormone levels in adult healthy men.*
In: Journal of Endocrinology (J Endocrinol) 2003 Jan; 176(1): 163-168 (ISSN: 0022-0795).

Schmid TE, Eskenazi B, Marchetti F, Young S, Weldon RH, Baumgartner A, Anderson D, Wyrobek AJ. *Micronutrients intake is associated with improved sperm DNA quality in older men.*
In: Fertility and Sterility (Fertil Steril) 2012 Nov; 98(5): 1130-1137.e1 (ISSN: 1556-5653).

Eskenazi B, Kidd SA, Marks AR, Sloter E, Block G, Wyrobek AJ. *Antioxidant intake is associated with semen quality in healthy men.*
Human Reproduction (Hum Reprod) 2005 Apr; 20(4): 1006-1012 (ISSN: 0268-1161).

Ohwada K, Takeda H, Yamazaki M, Isogai H, Nakano M, Shimomura M, Koji Fukui K, Urano S. *Pyrroloquinoline Quinone (PQQ) Prevents Cognitive Deficit Caused by Oxidative Stress in Rats.*
In: Journal of Clinical Biochemistry and Nutrition (J Clin Biochem Nutr) Jan 2008; 42(1): 29-34.

41 Heinrich U, Moore CE, De Spirt S, Tronnier H, Stahl W. *Green tea polyphenols provide photoprotection, increase microcirculation, and modulate skin properties of women.*
In: Journal of Nutrition (J Nutr 2011 Jun; 141(6): 1202-1208 (ISSN: 1541-6100).

Lee do Y, Choo BK, Yoon T, Cheon MS, Lee HW, Lee AY, Kim HK. *Anti-inflammatory effects of Asparagus cochinchinensis extract in acute and chronic cutaneous inflammation.*
In: Journal of Ethnopharmacology (J Ethnopharmacol) 2009 Jan 12; 121(1): 28-34 (ISSN: 0378-8741).

42 Stohs SJ, Preuss HG, Shara M. *The safety of Citrus aurantium (bitter orange) and its primary protoalkaloid psynephrine.*
In: Phytotherapy Research (Phytother Res) 2011 Oct; 25(10): 1421-1428 (ISSN: 1099-1573).

Kasper S. *Ginkgo biloba. Clinical data in early intervention*
In: International Psychogeriatrics (Int Psychogeriatr) 2012 Aug; 24 Suppl 1: S 41-45 (ISSN: 1741-203X).

43 Cetojevic-Simin DD, Canadanovic-Brunet JM, Bogdanovic GM, Djilas SM, Cetkovic GS, Tumbas VT, Stojiljkovic BT. *Antioxidative and antiproliferative activities of different horsetail (Equisetum arvense L.) extracts.*
In: Journal of Medicinal Food (J Med Food) 2010 Apr; 13(2): 452-459 (ISSN: 1557-7600).

Mimica-Dukic N, Simin N, Cvejic J, Jovin E, Orcic D, Bozin B. *Phenolic compounds in field horsetail (Equisetum arvense L.) as natural antioxidants.*
In: Molecules 2008; 13(7): 1455-1464 (ISSN: 1420-3049).

44 Brien S, Prescott P, Lewith G. *Meta-analysis of the related nutritional supplements dimethyl sulfoxide and methylsulfonylmethane in the treatment of osteoarthritis of the knee.*
In: Evidence-Based Complementary and Alternative Medicine (eCAM) 2011; 2011: Art. Nr. 528403 (ISSN: 1741-4288).

Parcell S. *Sulfur in human nutrition and applications in medicine.*
In: Alternative Medicine Review (Altern Med Rev) 2002 Feb; 7(1): 22-44 (ISSN: 1089-5159).

45 Park MK, Jung U, Roh C. *Fucoidan from marine brown algae inhibits lipid accumulation.*
Marine Drugs (Mar Drugs) 2011; 9(8): 1359-1367 (ISSN: 1660-3397).

Cassileth B. *Integrative oncology. Capsaicin.*
In: Oncology (Williston Park, N.Y.) 2010 Apr 15; 24(4): 375 (ISSN: 0890-9091).

46 Maurice T, Urani A, Phan VL, Romieu P. *The interaction between neuroactive steroids and the sigmal receptor function: behavioral consequences and therapeutic opportunities.* In: Brain Research Reviews (Brain Res Rev) 2001 Nov; 37(1-3): 116-132.

47 Kalimi M, Regelson W [Hg.]. *The Biologic Role of Dehydroepiandrosterone (DHEA).* New York: Walter de Gruyter, 1990.

48 Khorram O, Vu L, Yen SSC. *Activation of Immune Function by Dehydroepiandrosterone (DHEA) in Age-Advanced Men.* In: The Journals of Gerontology 1997 Jan; 52(1):M1-7.

Zumoff B, Levin J, Rosenfeld RS, Markham M, Strain GW, Fukushima DK. *Abnormal 24-Hr Mean Plasma Concentrations of Dehydroisoandrosterone and Dehydroisoandrosterone Sulfate in Women with Primary Operable Breast Cancer.* In: Cancer Research (Cancer Res) September 1981 41:3360-3363.

Morales AJ, Nolan JJ, Nelson JC, Yen SSC. *Effects of replacement dose of DHEA in Men and Women of Advancing Age.* In: Journal of Clinical Endocrinology and Metabolism, vol. 78, no. 6 (February 25, 1994).

49 The Alliance for Natural Health International, London, Juli 2012.

50 Die Nurses' Health Study (NHS) ist eine US-Längsschnittstudie, die wichtige Beiträge zur Ernährungskunde und Krebsrisiken bei Frauen erbrachte. Seit 1976 gibt es die zweijährlichen Befragungen und zum Teil klinischen Untersuchungen von tausenden Krankenschwestern. In: http://www.channing.harvard.edu/nhs/ (Stand: 1.10.2014).

WEBTIPPS

www.ea3m.org

Die Fortbildungsakademie European Academy of Preventive and Anti-Aging Medicine, kurz ea3m, informiert und schult Ärztinnen und Ärzte mit speziellem Interesse an Präventivmedizin. Sie ist die erste interdisziplinäre Fachgesellschaft mit paneuropäischem Fortbildungskonzept zur Präventivmedizin, garantiert durch einen international renommierten wissenschaftlichen Beirat. Gründungs- mitglied und Geschäftsführer der ea3m ist Dr. med. Jan-Dirk Fauteck, einer der Autoren dieses Buches.

www.antiagingnews.net

Eine umfangreiche Plattform für Anti-Aging-Medizin und Prävention. Sie informiert vor allem über aktuelle Erkenntnisse, die in Forschungszentren und Universitäten in aller Welt zu den Themen Gesundbleiben und Jungblei- ben gewonnen werden. Den Schwerpunkt bildet das neue Wissen über alters- abhängige Beschwerden, Mangelzustände und Krankheiten. Die Gratis-Suche unter dem Link „Finden Sie die besten Anti-Aging-Ärzte in Ihrer Nähe" führt zu besonders geschulten Ärztinnen und Ärzten in Deutschland, Österreich und der Schweiz, geordnet nach Postleitzahlen.

http://www.rxlist.com/supplements/article.htm
http://altmedicine.about.com/library/blsupplements.htm
http://www.nlm.nih.gov/medlineplus/druginfo/herb_All.html
http://fnic.nal.usda.gov/dietary-supplements/herbal-information
www.chronobiologie.com
www.andromenopause.com

Diese Adressen bieten alphabetisch geordnete, ausführliche Informationen zu einzelnen Vitaminen, Vitalstoffen und Nahrungsergänzungsmitteln.

Die Autoren

Gemeinsam verfassen Dr. med Jan-Dirk Fauteck, Jahrgang 1962, und Imre Kusztrich, Jahrgang 1941, seit Jahren wissenschaftlich begründete Veröffentlichungen zur Präventionsmedizin wie den Chronobiologie-Ratgeber „Leben mit der inneren Uhr" (2006) oder die Analyse „Mikronährstoffe: Schutzwall gegen freie Radikale" (2011). Ihr vorliegendes Werk ist ein Kursbuch mit umfassenden wissenschaftlichen Erkenntnissen über die Schutzstoffe der Pflanzenwelt und deren verblüffenden Einsatz zur Vorbeugung von altersabhängigen multifaktoriellen Veränderungen des menschlichen Körpers. Das Alter gilt als das größte Risiko für die modernen Volkskrankheiten Arteriosklerose, Osteoporose, Diabetes, Demenz und Krebs.

Bis heute produzierten und veröffentlichten die beiden Autoren zahlreiche populärwissenschaftliche sowie fachliche Beiträge über Pflanzenmedizin, Nutraceuticals, Phytonutrients, Herbalismus oder Nutritional Therapy.

Aus Überzeugung unterstützen beide Autoren das Prinzip einer Nahrungsergänzung durch qualitativ hochwertige botanische und mineralische Substanzen. Dr. med. Jan-Dirk Fauteck engagiert sich auf diesem Gebiet im Wissenstransfer von Erkenntnissen der internationalen Forschung, verfasste rund zwei Dutzend Originalarbeiten und berichtete bereits in mehr als sechzig Vorträgen auf wissenschaftlicher Ebene über die Funktionen von Phytostoffen im menschlichen Körper. Imre Kusztrich widmet sich seit Jahren der populär-medizinischen Interpretation von Studienergebnissen aus den in der Erforschung der Altersveränderungen führenden Universitäten in aller Welt.

Dr. med. Jan-Dirk Fauteck promovierte 1992 an der Universität Mailand zum Doktor der Medizin (1993 von Deutschland anerkannt). Sein Doktorvater ist einer der führenden europäischen Melatoninforscher und Experten für Chronobiologie. Seit mehr als einenhalb Jahrzehnten befasst sich Fauteck vor allem mit der Rolle der inneren Uhren im menschlichen Organismus, mit der Funktion des Melatonins, dem bedeutendsten Taktgeber im menschlichen Körper und mit dem Nutzen der Chronobiologie in der Präventionsmedizin. Seine Erkenntnisse bildeten die Grundlage zur Entwicklung einer ganzen Reihe von chronobiologisch konzipierten Phytopräparaten für die tageszeitlich korrekte Einnahme. Fauteck ist Gründungsmitglied, wissenschaftlicher Leiter und Geschäftsführer der Fortbildungsakademie für präventionsmedizinisch interessierte Ärzte ea3m, European Academy of Preventive and Anti-Aging Medicine. Er ist darüber hinaus Mitglied der wegweisenden Anti-Aging-Ärztegesellschaft European Society of Anti-Aging Medicine (ESAAM) und weiterer Anti-Aging-Ärztegesellschaften.

Imre Kusztrich schöpft aus mehr als fünfzig Jahren Berufserfahrung als Journalist, Chefredakteur, Buchautor und Kommunikationsberater und blickt auf Begegnungen mit Medizin-Legenden wie dem Krebs-Rebellen Julius Hackethal, dem Promi-Heilpraktiker Manfred Köhnlechner, dem Physiker und Erfinder der Sauerstoff-Mehrschritt-Therapie Manfred von Ardenne und dem weltweit geschätzten Chiropraktiker Jean-Paul Pianta zurück.

Die von ihm verfasste Biografie „Hildegard Knef - Ich bin kein Mannequin für Krebs" erhielt die Auszeichnung Health Media Award 2011. Frühere Buchveröffentlichungen sind „Kartoffel-Diät", „Haustiere helfen heilen", „Dreimal täglich streicheln", „Wirbeln Sie sich jung - Das Chiropractor-Gesundheits-Buch", „Das bestgehütete Geheimnis der Medizin", „Die sanfteste Wiederherstellung des Wohlbefindens", „Art Napping", „Die Umarmung des Präsidenten" und weitere.

Weiterführende Literatur

Leo Auerbach, Markus Metka:
Die Phytohormon-Revolution: Wenn Pflanzen Wunder wirken.
Ueberreuter 2005

Peter Axt, Michaela Axt-Gadermann:
Die Kunst, länger zu leben. Jugend ist keine Frage des Alters, Neue Anti-Aging-Strategien.
Herbig 2002

Brett L. Bolton:
The Secret Powers of Plants.
Abacus 1974

Elisabeth Brooke:
Medicine Women: A Pictorial History of Women Healers.
Godsfield Press 1997

Max O. Bruker:
Unsere Nahrung - unser Schicksal: Alles über Ursachen, Verhütung und Heilbarkeit ernährungsbedingter Zivilisationskrankheiten.
emu 2011

Cicero:
Cato maior de senectute / Cato der Ältere über das Alter. Lat. / Dt.
Reclam 1998

Chris Crowley, Henry S. Lodge:
Younger Next Year A Guide to Living Like 50 Until You're 80 and Beyond.
Workman Publishing 2005

Jan-Dirk Fauteck, Imre Kusztrich:
Toxisches Sitzen: Richtig essen gegen stille Entzündungen.
E-Book, IGK 2013

Jan-Dirk Fauteck, Imre Kusztrich:
Multi-Vitamine chronobiologisch optimieren.
E-Book, IGK 2013

Jan-Dirk Fauteck, Imre Kusztrich:
Handbuch der Chronobiologie: Gesund im Timetable der inneren Uhren.
E-Book, IGK 2013

Johannes Huber, Robert Buchacher:
Das Ende des Alterns: Bahnbrechende medizinische Möglichkeiten der

*Verjüngung - Stammzellentherapie,
Organverjüngung.*
Econ 2005

Johannes Huber:
*Die Gesundheit der Frau: Warum
Frauen länger leben.*
Ueberreuter 2008

Johannes Huber, Alfred Worm:
Länger leben, später altern.
Maudrich 2000

Johannes Huber, Anja Francesca Richter:
*Wie Frauen heute leben und lieben -
und warum Kinder keine Frage des
Alters mehr sind.*
Seifert 2014

Dr. Gerd Jansen:
Lust auf Maca.
Südwest 2003

Thomas McKeown:
*Die Bedeutung der Medizin. Traum,
Trugbild oder Nemesis?*
Suhrkamp 1998

Dr. Bernd Kleine-Gunk:
Das Frauen-Hormone-Buch.
TRIAS 2013

Dr. Bernd Kleine-Gunk:
*Resveratrol. Länger jung mit der
Rotwein-Medizin.*
TRIAS 2006

Martin Müller:
Weg der Heilkunst.
Müller & Steinicke 1948

Steven G. Pratt, Kathy Matthews:
Super Food.
Heyne 2008

Sherwin B. Nuland:
How We Die.
Vintage 1997

Sherwin B. Nuland:
*The Art of Aging: A Doctor's
Prescription for Well-Being.*
Random House 2008

Dr. Alexander Römmler:
*Die Wahrheit über Hormone: Wie
Hormone richtig eingesetzt werden
und wann sie schaden. Die wichtigsten
Therapien für die Wechseljahre.*
Südwest 2013

Barry Sears:
The Anti-Aging Zone.
William Morrow 1998

Rüdiger Schmitt, Simone Homm:
*Handbuch Anti-Aging und Prävention:
Die wichtigsten Forschungsergebnisse.
Die sinnvollsten Gesundheitsstrategien.
Die wirksamsten Praxistipps.*
VAK 2014

Book of Tea.
TeaGschwendner 2005

Ralph M. Trüeb:
*Anti-Aging: Von der Antike zur
Moderne.*
Steinkopff 2006

IMPRESSUM

Bibliografische Information der Deutschen Nationalbibliothek:
Die Deutsche Nationalbibliothek verzeichnet diese Publikation in der
Deutschen Nationalbibliografie; detaillierte bibliografische Daten sind
im Internet über http://dnb.d-nb.de abrufbar.

1. Auflage

Projektleitung: Edith A. Weinlich
Grafisches Konzept, Cover und Satz: Cora Akdogan . Bureau für Gestaltung
Textbearbeitung und Lektorat: Gudrun Puhr

Druck: Grasl Fairprint, Bad Vöslau, www.grasl.eu
Schrift: Publico Headline, Platform

Copyright © 2014 by Christian Brandstätter Verlag, Wien

ISBN 978-3-85033-816-5

Christian Brandstätter Verlag GmbH & Co KG
A-1080 Wien, Wickenburggasse 26
Telefon (+43-1) 512 15 43-0
Telefax (+43-1) 512 15 43-231
E-Mail: info@cbv.at
www.cbv.at

www.antiagingnews.com
www.chronobiologie.com
www.andromenopause.com

Designed and printed in Austria

Für den Christian Brandstätter Verlag ist Nachhaltigkeit ein wichtiger Maßstab seines Handelns.
Deshalb achten wir auch bei der Herstellung dieses Werkes ganz besonders auf umweltfreundliche,
ressourcenschonende und schadstofffreie Produktionsweisen und Materialien. Das Papier stammt aus
ökologisch, ökonomisch und sozial nachhaltig bewirtschafteten Wäldern. Für die Druckproduktion
wurden nur erneuerbare Energien und reine Pflanzenölfarben verwendet.